백년허리

백년 동안 간직할 허리 사용설명서 개정증보판

백년허리

정선근

1

언탱글링

영미, 범준, 수은, 기량에게

'허리 사용설명서'를 내면서…

『백년허리』개정증보판 머리말

『백년허리』 초판이 출판된 지 벌써 5년이 훌쩍 지났다. 원고를 받아주는 출판사가 없어 탈고 후 3년 가까이 묵혔던 보잘것없는 책에 보내주신 독자들의 과도한 사랑에 몸 둘 바를 모르겠다. 진심으로 감사 드린다.

아직도 많은 분이 찾는 책인데 2020년 말에 절판하고 개정증보판을 준비한 이유는 초판에 몇 가지 중요한 내용이 빠져 있고, 좀 더 구체적으로 설명해야 할 부분이 많았기 때문이다. 초판이 2015년 12월 말에 발간되었지만 원고는 그보다 일찍이 2013년 초에 완성되었던 터라 엄밀하게 말하면 8년 전 원고인 셈이다. 초판에 있던 내용은 대부분 그대로 유지하였으나 꼭 필요한 부분만 개정하고 증보하였다. 그럼에도 불구하고 원고의 분량은 두 배 가까이 늘어 두 권의 책이 되었다. 초판 발행 후 추가하고 싶은 내용이 그만큼 많았다는 것을 뜻한다.

초판이 발행된 직후부터 꼭 추가하고 싶었던 내용은 **척추관협착증, 허리 통증의 유전적 영향, 손상된 디스크의 자연치유** 등이다. 이번에 크게 보충한 내용이다.

『백년허리』 초판을 출판한 동기 중 하나가 허리 아픈 분들이 굳이 병원에 가지 않고도 스스로 해결할 방법을 도와드리려는 것이었는데 모순되게도 필자를 찾는 환자들은 더 많아졌다. 초판 출간 후 참으로 다양한 요통의 일생을 겪는 환자들을 만나면서 요통의 이해도가 조금씩 더 깊어졌다. 개정판을 내면 꼭 추가해야겠다고 다짐하며 메모해 두었던 내용은 아래와 같다.

○ 허리 통증이 우리를 괴롭히기 위함이 아니라 디스크를 낫게 하고 디스크에 나쁜 행동을 멈추게 하는 대단히 중요한 방어기전이라는 사실
○ 디스크성 요통과 방사통(좌골신경통)을 어떻게 구별하는지
○ 안전한 허리 운동이란 무엇인지
○ 요통을 해결하는 가장 좋은 방법은 척추위생이라는 점
○ 일상생활 그리고 인생의 중요한 시기에 만나는 요통을 해결하기 위해 척추위생을 지키는 구체적인 방법들

많은 환자를 진료실에서 만나면서 내가 하고 있는 일을 자세히 보니, 환자들의 아픈 양상을 해석하고 거기에 맞춰 대책을 알려주는 것임을 알게 되었다.

"아, 그건 디스크 탈출로 생겼던 신경뿌리 염증이 많이 줄었지만 좀 남아 있어서 그렇습니다. 염증이 줄어들기를 기다리면서 다시 탈출되지 않도록 척추위생 관리를 열심히 하세요."

"디스크성 요통이 점점 더 심해지는 것을 보니 이제 곧 디스크 탈출증이 올 것 같네요. 매일 하는 운동 중에서 허리에 나쁜 것이 있는지 하나씩 따져 봅시다."

뭐 이런 식이다. 그래서 이번 **개정증보판의 1권 1장부터 7장까지는 허리 통증을 어떻게 해석해야 할지**에 관한 내용이고 **2권 8장부터 12장까지는 요통에서 벗어나 허리 아프지 않게 살아가기 위한 대책**에 관한 내용이다.

1~7장을 포함하는 '**1권 진단편: 내 허리 통증 해석하기**'의 구체적인 내용을 보면 아래와 같다.

1장은 급성 요통과 관련한 내용으로 이 책을 읽고 이해하기 위해 반드시 알아야 하는 해부학적 기초 지식, 급성 요통과 디스크 손상의 관계, 급성 요통으로 시작한 허리 통증이 깊어지는 과정을 다룬다. 초판 1장을 소폭 개정하였다.

2장은 디스크 탈출증의 자연 경과, 신전동작, 요추전만 자세와 관련한 내용이다. 초판 2장을 소폭 개정하였다.

3장은 디스크 탈출증으로 생기는 방사통(좌골신경통)의 양상, 좌골신경통이 생기는 이유와 자연 경과, 신경뿌리 염증을 요통 치료를 위해 어떻게 해석해야 하는지, 신경뿌리 염증 치료가 필요한 경우와 치료 방법 등을 다룬다. 초판 3장을 중폭 개정한 부분이다.

4장은 디스크성 요통의 양상, 생기는 이유, 후방관절중간 관계, 심한 디스크성 요통을 해결하는 가장 현명한 방법에 관한 내용이다. 초판 4장을 중폭 개정하였다.

5장은 척추관협착증에 관한 내용이다. 척추관협착증의 진단에 관한 오해들, 척추관협착증의 전형적인 증상이 나오는 이유, 협착증이 아픈 것은 협착 자체 때문이 아니라는 사실, 협착증 치료는 디스크 치료와 반대라는 오해 등을 설명한다. 새로 추가된 부분이다.

6장은 일생을 괴롭히는 허리 통증의 큰 그림을 보기 위한 내용이다. 나이가 들면서 허리 통증이 어떻게 변하는지를 알면 현재의 요통이 어떻게 변할 것인지 예측할 수 있다. 여기에 자신의 유전적 소인을 알면 족집게 점쟁이처럼 예측할 수 있다. 정확한 예측은 몸에 꼭 맞는 처방이 가능하다. 아무리 검사를 해도 이상 소견이 발견되지 않아 남들이 몰라주는 심한 허리 통증으로 우울증에 이르는 이유도 설명된다. 새로 추가된 부분이다.

7장은 진료실에서 흔히 보는 다양한 허리 통증을 어떻게 해석하고 어떻게 조치를 취하는지에 관한 내용이다. 지면의 한계로 구체적인 영상과 병력을 다 보여주지 못하는 것이 못내 아쉬운 부분이다. 나중에 실제 사례를 모아 구체적으로 소개할 방법을 찾아 보겠다. 초판 '백년허리 상담실'의 대폭 개정이다.

8장에서 12장까지의 **'2권 치료편: 내 허리 사용설명서'**의 내용은 다음과 같다.

8장은 나쁜 허리 운동이 허리를 더 망친다는 사실, 허리의 상태에 따라 달라져야 하는 운동 처방, 정확한 운동 처방을 위해 통증의 해석이 가장 중요하다는 사실, 초판에서 강조했던 운동 중 조심해야 할 동작에 관한 설명 등이 포함되었다. 초판 5장의 증폭 개정이다.

9장에는 요추전만을 병이라고 생각하는 전문가와 비전문가의 깊고 깊은 오해, 전방전위증, 척추관협착증과 요추전만의 관계, 일상생활과 요추전만의 관계에 관한 내용이 자세히 설명된다. 초판 6장의 중폭 개정이다.

10장은 찢어진 디스크가 다시 붙는다는 사실, 디스크가 아무는 것과 염증 반응의 관계, 디스크 상처가 아물어 가는 과정을 알아낼 수 있는 현상, 아무는 데 걸리는 시간, 방해 요소, 방해 요소를 제거하기 위한 구체적인 방법 등이 기술된다. 새로 추가된 부분이다.

11장은 손상된 디스크를 다시 아물게 하는 유일한 방법인 척추위생에 관한 내용이다. 척추위생의 큰 원칙, 척추위생을 관리할 때 통증이 생기면 어떻게 해석하고 해결해 나갈지, 인생의 무게로 어쩔 수 없이 허리에 나쁜 자세와 동작을 해야만 할 때의 대책인 '안적천-신'의 원칙 등이 포함된다. 새로 추가된 부분이다.

12장은 깨알 같은 척추위생이다. 일상생활, 직업 관련, 운동 관련, 취미 생활 관련 등 다양한 활동 중에서 생길 수 있는 허리 손상을 막기 위해 구체적으로 어떻게 척추위생을 지킬 것인지를 안내하는 레시피북, 매뉴얼(사용설명서)이다. 새로 추가된 부분이다.

진료실에서 만난 허리가 아픈 수많은 환자와 필자 또한 6년 동안 심한 요통으로 고생하다 4년 만에 벗어나는 과정에서 운 좋게 만난 세계적인 석학들, 모래 속에 숨겨진 진주와 같은 연구 보고서 덕분에 흩어져 있던 구슬이 많이 꿰어졌다는 느낌이다.

부디 이 책으로 우리나라가 세계에서 허리가 가장 튼튼한 국민의 나라가 되는 데 조금이라도 도움이 되면 좋겠다.

왜 '백년허리'인가?

『백년허리』 초판 머리말

전 인구의 80퍼센트는 일생에 한 번 이상 요통을 경험한다. 어떤 시점 요통을 겪고 있는 사람은 전체 인구의 30퍼센트 정도이며 직장인이 병가를 내는 가장 흔한 이유이다.

많은 사람이 요통이란 잠시 아프다가 낫는다고 생각하지만 실제로는 평생 진행되는 통증이다. 20대나 30대에는 짧게 하루 이틀 정도 아프지만 40대나 50대에는 수개월 혹은 수년간 고생하는 통증으로 바뀌며 60이 넘어서는 늘 허리 통증을 달고 다니는 분을 많이 본다.

일생을 따라다니는 문제인 만큼 초기에 어떻게 관리하느냐가 평생 허리 건강을 좌우한다. 필자가 경험한 초기 관리에 실패한 경우를 살펴본다.

사례 1 일어서서 걸으려고 하면 오른쪽 허벅지가 땡겨서 병원을 찾아온 41세 남성. 본격적으로 허리가 아픈 지는 2년 남짓 되었는데 자세히 물어 보니 2년 전에 4-5번 요추 추간판을 제거하고 인공 디스크를 삽입하는 수술을 받았다고 한다. 수술을 하고 나니 통증의 양상이 약간 바뀌었지 만 2년이 지나도 여전히 아프다고 한다. 자, 무엇이 문제일까?

수술 전 상황이 어떠했는지는 알 길이 없으나 2년 전이면 허리 아픈 지 몇 달밖에 안 된 상황이었고 나이도 젊어 39세였는데, 꼭 자신의 디스크를 제거하고 인공 디스크를 넣었어야 했을까? 허리에 좋은 운동을 하면서 손상된 디스크가 잘 아물기를 기다려 보았다면 어땠을까? 앞으로 저 허리를 40~50년을 더 사용해야 하는데 아쉬움이 많이 남는다.

사례 2 비행기 승무원으로 근무하면서 허리에 무리가 많았던 27세 여성. 내원 3개월 전 앉아 있다 일어서면서 처음 허리 통증을 느꼈고 3주 전에 허리 디스크 속에 전극을 넣어 고주파 열치료 시술을 받았다. 진료실에서 "처음에는 이 정도로 아프진 않았는데 시술받고 나니 지금은 가만히 앉아만 있어도 허리가 짓눌리는 통증이 있다."

27세의 젊은 나이에는 조금만 신경 써서 좋은 자세와 운동을 해 주면 요통이 빠른 속도로 회복되는데 뭐가 그리 급했는지…. 디스크라는 오묘한 충격 흡수 장치는 바늘구멍만 한 상처만 생겨도 10년이 지나면 디스크 퇴행과 탈출 증상이 생긴다는 임상 결과가 있다. 20대 후반에 디스크 속을 휘저어 놓았으니 40이 넘어갈 때쯤이면 허리 통증으로 고생할 것은 명약관화한 상황. 이제라도 정신 바짝 차려야 할 텐데.

사례 3 무역업을 하는 52세 남성. 허리가 아프고 다리가 땡기는 좌골신경통을 앓은 지 5년이 지났는데 나을 기미가 보이지 않는다고 병원을 찾았다. 52세라면 허리 디스크 손상이 조금씩 누적되어 디스크 탈출이 생길 만한 나이다. 그렇지만 디스크 탈출로 좌골신경통은 1년 정도 지나면 저절로 호전되는데 5년 동안 지속된다는 것은 무슨 특별한 연유가 있을 터였다. 병력을 들어보니 5년 전 골프를 시작하여 연습을 열광적으로 하면서 디스크 탈출증 진단을 받았다고 한다. 탈출된 디스크를 줄어들게 한다는 한약, 침, 뜸 치료를 받고 허리를 튼튼하게 하는 운동을 배워 매일 하고 있는데 낫지 않으니 어찌할 바를 모르겠다는 푸념이다.

"탈출된 허리 디스크를 줄이는 한약과 침, 뜸이라고요? 디스크 탈출은 허리에 나쁜 짓만 하지 않고 가만히 두면 저절로 줄어드는 것입니다. 과도에 손가락을 베었을 때 밴드만 붙여두면 살이 저절로 붙는 것처럼 디스크도 저절로 아무는 것인데 고가의 치료가 무슨 의미가 있겠습니까? 그리고 매일 하는 허리 운동을 한 번 보여 주세요. 1년 만에 좋아져야 할 좌골신경통이 5년을 가는 이유를 찾아봅시다."

검사 테이블에 누워 보여 주는 허리 운동은 모두 허리 디스크에 심한 압박을 가하거나 디스크를 앞뒤로 찢는 동작이었다.

"맙소사, 지금 하고 있는 운동을 석 달간 완전히 중단하세요. 믿기지 않겠지만 속는 셈 치고 그렇게 해 보세요. 치료비는 무료이니까. 두 달만 지나도 터널의 끝이 보일 것입니다."

가슴 아픈 현실이다.

사례 4   웨이트트레이닝 경력 20여 년, 재활의학 전문의 경력 15년인 40대 초반 남자. 바쁜 일과로 체육관은 주 2회 정도밖에 갈 수 없어 상체운동은 사무실에 설치한 턱걸이와 푸시업으로 해결한다. 체육관 갈 때마다 스쿼트만 5년째 하고 있다. 120 kg 역기를 메고 대둔근을 포함한 하체의 모든 근육을 강력하게 자극하기 위해 엉덩이를 최대한 내리는 딥스쿼트

(deep squat) 동작을 10회씩 5세트 정도 한다. 그런데 최근 딥스쿼트 동작 후 역기를 내려놓으면 양쪽 엉덩이로부터 허벅지 뒤로 쫙 내려가는 뼈근한 통증이 온다. 한 10~20초면 사라지는 이 통증을 느끼며 '이제야 하체 운동이 제대로 먹는구나!' 하면서 더 신나게 역기를 짊어진다. 40대 아저씨의 강한 하체를 신기한 듯 쳐다보는 동네 총각들의 선망의 눈초리를 느끼면서.

그런데 1주일 전부터 회의 끝나고 일어나서 걸으려니 종아리가 땅겨서 다리를 쭉 펴지 못하고 쩔뚝거린다. 뭔가 이상하다 싶어 허리 MRI를 찍어 본다. 4번 요추와 5번 요추 사이 디스크와 5번 요추와 1번 천추 사이 디스크가 찌그러지면서 수핵이 탈출되고 디스크 주변의 뼈가 허옇게 멍이 들어 있다. '아뿔싸, 하체 운동이 팍팍 먹히는 줄 알았던 그 통증이 디스크 찌그러지는 통증이었던가?'

15년 차 재활의학전문의는 그제야 하체운동 후 느낀 그 통증이 매일 진료실에서 듣는 '요통'과 비슷함을 깨닫고 소스라치게 놀란다. 더 통탄할 일은 그로부터 3년간 허리 강화를 위해 체육관을 갈 때마다 갖은 허리 강화 운동을 하면서 하루도 허리 아프지 않은 날이 없이 산다. 물론 진료실에서 만나는 요통 환자들한테도 허리 강화 운동을 강력히 권하면서.

필자의 10년 전 모습이다. 허리 운동에 대한 오해로 빚어지는 참극이 15년 차 재활 의학 전문의한테도 예외가 아니었다는 것이 참으로 창피스럽다. 그렇지만 "요통에 대한 오해가 이렇게도 뿌리 깊다."라는 것을 널리 알리기 위해 창피함을 무릅쓰고 밝힌다.

감기에 걸렸다가 1~2주 지나면 저절로 낫는 것처럼 허리 디스크도 손상을 받았다가 저절로 호전된다는 것이 과학적으로 밝혀져 있다. 물론 감기보다는 낫는 데 훨씬 오랜 시간이 걸리고 그동안 잘 관리하는 것이 무엇보다 중요하다. 무엇이 허리에 나쁘고 무엇이 좋은 것인지 정확히 알고 갓난아기 다루듯 아픈 허리를 정성껏 관리하면 누구나 허리 보증 기간을 100년 이상으로 늘릴 수 있다. 이 책에서는 그 과학적 원리와 세세한 방법을 실제 사례를 통해 알아볼 것이다.

이 책은 크게 두 파트로 구성되어 있다. 허리 디스크와 요통과 관련 오해를 해소하는 6개의「허리오해」꼭지와 100년 가는 백년허리를 만들 수 있는 좋은 자세, 좋은 동작, 좋은 운동을 소개하는 3개의「백년허리 해법」꼭지로 이루어져 있다.

누구나 한 번쯤 겪는 고통이지만 의외로 연구되지 않은 분야가 요통과 허리 디스크이다. 이들에 대한 본격적인 연구는 의학 역사에서도 그리 오래되지 않았고, 최근 눈부시게 발전하고 있다. 그 결과 어떤 것이 허리에 좋은 치료법이고 어떤 것이 나쁜 치료법인지 알게 되었다. 이 책은 이런 성과와 논쟁을 바탕으로 한 것이다.

백년허리 프로젝트에 동참하기 위하여 이 책을 집어든 독자 여러분을 환영한다.

차례

- 7 『백년허리』 개정증보판 머리말: '허리 사용설명서'를 내면서…
- 13 『백년허리』 초판 머리말: 왜 '백년허리'인가?

1권 진단편: 내 허리 통증 해석하기

1장 어느 날 문득 찾아온 뻐근한 허리 통증

- 26 17세 여고생에게 느닷없이 찾아온 급성 요통
- 30 요통이란 무엇인가
- 34 근육이 뭉쳐 급성 요통이 생긴다?
- 35 디스크는 찹쌀떡
- 39 앙금이 찹쌀떡을 찢는구나!
- 41 허리 삐끗한 디스크 어떻게 생겼나?
- 43 조상님도 못 막는, 골프 연습으로 깨진 종판
- 45 고양이가 아니라 새끼 호랑이야!
- 47 요통의 일생
- 50 여고생 아버지의 체면을 세운 4가지 질문
- 53 요점 정리

2장 탈출된 디스크 수술로 제거해야 하나?

- 56 지우개 줍다 디스크 터진 박사님
- 59 좌골신경통으로 울릉도에서 온 서양 청년
- 60 고모리 박사, 탈출된 디스크는 어디로 갔소?
- 63 시카고재활센터의 프레스 교수가 알려준 배 내밀기 동작
- 67 맥켄지의 운 좋은 발견
- 70 맥켄지 동작으로 더 아플 때 — 맥켄지보다 신전!
- 72 신전동작이 허리 디스크에 미치는 신통한 효과
- 74 신전동작, 신전자세 그리고 요추전만
- 76 요추전만과 허리 디스크의 상부상조(相扶相助)
- 79 요점 정리

3장 진화의 축복 좌골신경통, 디스크 탈출 경고장

82　나는 다리 뒤만 땅기고 허리는 하나도 아프지 않다고!
84　허리 디스크 탈출증이 번개라면 좌골신경통은 천둥
87　천둥소리 살펴보기
90　탈출된 디스크를 꼭 떼어내야 하나요?
91　디스크 탈출증을 둘러싼 수수께끼들
92　디스크 탈출 수수께끼에 관한 대가들의 논쟁
94　돼지 수핵을 뽑아 신경뿌리에 묻혔더니, 헉!
96　신경뿌리 속의 희한한 짐승 배측신경절
101　더 놀라운 사실, 신경뿌리 염증을 쭉 지켜봤더니
104　더욱더 놀라운 사실, 좌골신경통을 치료하지 않고 쭉 지켜봤더니, 이럴수가!
107　천(千)의 얼굴 좌골신경통
111　고생 끝에 낙이 오듯 방사통 끝에 찾아오는 뻣뻣함
114　디스크 탈출증 치료의 큰 그림을 보라
117　슬기로운 염증 치료
120　신경뿌리 스테로이드 주사, 질문과 대답(FAQ)
125　요점 정리

4장 찢어진 디스크의 애타는 구조신호 — 디스크성 요통

128　'보통'의 반대말이 '곱빼기'라면 '좌골신경통'의 반대말은 '디스크성 요통'
129　보통과 곱빼기 구별하기
133　디스크성 통증을 설명하는 '디스크 내부 손상'
136　후방관절 때문에 아픈 것은 아닌가요?
139　디스크성 요통을 느끼는 부위
140　디스크성 요통의 전형적인 양상(낮은 통증 순)
142　심한 디스크 내부 손상, 왜 '디붕'인가?
145　디스크성 요통이 생기는 이유
146　디스크성 통증을 해결하는 방법들, 과연 올바른가?
150　순천향대의대 이경석 교수의 일갈
152　캐러기 박사와 75명의 용감한 피험자들
154　'디붕'은 진정 절망인가?

157 디붕은 절망이 아니라 갓난아기다
158 디스크 탈출과 디스크 내부 손상은 완전히 다른 병인가?
160 명예 교수님이 보여 주신 디스크의 일생
164 허리는 예금통장이다!
167 허리 부자는 어쩌다 허리 빈털터리가 되었나?
169 달라져야 낫는다!
172 요점 정리

5장 협착증은 희망이 없는가?

176 디스크입니까, 협착입니까?
177 척추관협착증 진단과 흔들고 치는 고스톱
180 간헐적(間歇的) 파행(跛行)이란?
182 간헐적 파행으로 찾아내는 협착증의 실마리
186 척추관이 이토록 좁아졌는데 저절로 좋아질 거라고? 못 믿겠는데…
187 좁아진 척추관에 간헐적 파행이 생기는 이유
190 간헐적 파행으로 많이 당황하셨죠?
191 척추관협착증은 디스크와 반대야. 허리 펴면 안 돼! 구부려야 해!
194 척추관협착증이 디스크와 반대라고 생각하는 이유
195 협착도 디스크 때문이야!
198 요점 정리

6장 요통의 일생 — 큰 그림을 보라

200 요통의 일생 — 나는 어디쯤 왔나?
203 아버님, 예전에 친구들 아플 때 이해 못하셨지요?
206 유전적으로 척추 디스크가 약한 젊은이들
209 튼튼 허리 어르신들의 역설적 고통
210 디스크의 강도(强度)뿐만 아니라 감도(感度)도 유전을 타더라
213 예민한 디스크를 가진 분들의 디스크 블루
215 척추 수술을 하면 고생하는 환자의 유형
217 예민한 디스크를 가진 분들에게 도움 되는 조언
219 둔감한 디스크를 가진 분들에게 도움 되는 조언
220 요점 정리

7장 요통 자가 진단 — 허리 통증 해석해서 날려버리기

222 허리와 허리 주변의 통증 — 디스크성 요통
236 다리로 뻗쳐 가는 통증을 동반한 허리 통증 — 방사통(좌골신경통)
239 걷다 보면 더 심해지는 통증 — 척추관 협착증과 간헐적 파행
243 감각이나 근육의 마비가 동반된 허리 통증
245 허리운동 관련 증상

248 뒷이야기 — 세 가지 행운과 자가활동질환(自家活動疾患)
252 참고 문헌

백년허리

1권 진단편:
내 허리 통증 해석하기

1장

어느 날 문득 찾아온 뻐근한 허리 통증

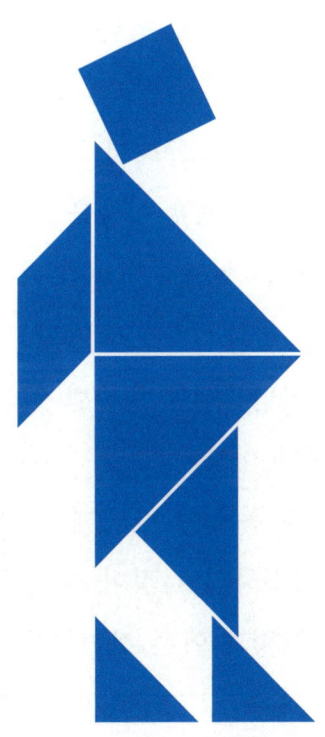

17세 여고생에게 느닷없이 찾아온 급성 요통

평생 허리 아픈 줄 모르고 살다가 어느날 갑자기 허리가 뻐근하여 움직이기 힘든 상황은 누구나 한 번씩 겪는다. 전 인류의 80%가 요통을 경험하기 때문이다.

    느닷없이 찾아오는 급성 요통의 양상, 강도, 지속 정도는 사람마다 다르다. 무거운 물건을 들다가 삐끗하고 나서 생기기도 하고, 이유를 알 수 없이 어느 날 아침 눈을 떠 보니 허리가 아파 일어서기 힘든 경우도 있다. 뻐근한 느낌만 가볍게 느끼는 경우도 있지만 허리를 펴기 힘들어 앉았다 일어서기도 어렵고 똑바로 서서 걷기가 힘든 경우도 있다.

    아침에 일어나면서 허리가 뻐근하고 세수할 때 허리 구부리기가 힘들어 고생했는데 출근해서 회사에 도착하면 씻은 듯이 낫는다. 좀 더 길게 가는 경우 아픔을 참고 끙끙대며 하루 이틀 일하다 보면 차츰 낫는 듯하다가 며칠 지나면 언제 아팠냐는 듯 통증이 없어지기도 한다. 더 길게 가면 가까운 병원에 가서 엑스선 촬영을 해 보지만 "뼈에 특별한 이상은 없다."라는 설명을 듣는 경우가 대부분이다.

    갑자기 생긴 허리 통증이 가볍게 지나가면 상관없지만 며칠 혹은 몇 주를 지속하면 걱정이 앞선다. '도대체, 무엇이 잘못되어 내 허리가 이렇게 아픈 것인가?', '이렇게 아픈 것이 낫지 않으면 어떻게 하나?', '가만히 둬도 괜찮을까? 더 적극적인 치료를 해야 하는 게 아닐까?' 이런 생각으로 머리가 복잡해진다.

실제 상황을 한 번 보자.

평소에는 전혀 허리 아픈 것을 모르고 살다가 아무런 이유 없이 허리가 아프기 시작한 고등학교 2학년 여학생이 아버지와 함께 진료실을 찾았다. 아버지가 명함과 함께 그동안의 경과를 기록한 종이를 건넸다. 명문대학 공대 교수였고 자세한 경과 기록 말미에 몇 가지 질문이 추가된 메모였다.

경과 기록에 따르면 1년여 전 갑자기 허리가 아프기 시작했다. 쑤시듯 아픈 허리가 누우면 좀 낫고, 오래 앉아 있거나, 허리를 구부리고 있다가 펼 때 심하게 아팠다. 처음에는 재채기만 해도 심하게 아팠는데 필자의 진료 대기가 길어 기다리는 동안 차츰 좋아져서 지금은 거의 안 아프다고 한다.

놀라운 것은 그동안 여러 가지 치료받은 기록이었다. 근육을 푸는 민간 요법부터 근육과 인대 관련 치료 등 난생 처음 급성 요통을 겪는 17세 여고생의 허리에는 적절치 않은 혹세무민(惑世誣民)하는 치료가 대부분이었다.

"다른 학문 분야라면 모를까, 첨단 과학을 응용하는 명문대학 공대 교수님이 이토록 비과학적인 판단을 하시다니 큰 실망입니다. 허리 통증을 좀더 과학적으로 설명하려는 제 노력이 아직 많이 모자람을 느낍니다. 회초리가 있다면 제 종아리를 때리고 싶은 심정입니다."

"아, 예…. 그래도 병원 진료를 기다리는 동안 백년허리 책을 읽고 따라하면서 많이 좋아졌습니다!"

급성 요통은 원래 시간이 지나면 저절로 좋아지므로 이는 면피성 발언으로 해석된다.

외부 병원에서 찍은 영상을 보니 허리 디스크 속에 작은 상처가 보이면서 약간의 돌출이 관찰된다.

"그 전에는 허리 아픈 적 없었니?"
"전에는 한 번도 허리 아픈 적 없었어요. 특별히 허리를 다친 적도 없고요."
"허리 아플 때 허벅지나 종아리쪽으로 아프지는 않았니?"
"예, 허리와 허리 아랫부분만 아팠어요. 다리로 내려가는 통증은 없었어요."

이 정도면 이 아이의 허리가 아팠던 이유는 명확하다.

바로 급성 요통의 전형적인 양상이다. 의학적으로는 **비특이적 요통**(non-specific low back pain)이라고 한다. '**비특이적**'이라고 부르는 이유는 요통의 가장 흔한 형태인데도 원인이 정확히 밝혀지지 않았기 때문이다. 검사를 해도 특별한 이상 소견이 보이지 않고, 짧으면 하루나 이틀, 길면 한 달 정도 지나면 저절로 낫는 경우가 90%를 넘는다. 따라서 이런 **단순 급성 요통, 비특이적 요통**은 아픈 지 한 달이 되기 전에는 엑스선 촬영 정도만 해 봐도 된다.

'**단순 혹은 비특이적**'이라는 말을 붙이는 또 다른 이유는 아주 드물지만, 즉시 조치를 취해야 하는 심각한 상황, 다시 말해 감염, 골절, 신경 마비 등이 숨어 있는 요통이 있기 때문이다. 갑자기 다리에 힘이 풀리거나, 소변을 보기 힘든 마비 증상이 있는 경우, 누워 있어도 통증이 호전되지 않는 경우, 고열이나 체중감소가 동반되는 경우, 극심한 통증 등이 단순하지 **않은 요통**이다. **이런 경우에는 빨리 병원을 찾아야** 한다. 이런 복잡한 상황이 아닌 단순한 급성 요통이 생기면 허리에 나쁜 자세를 피하고 좋은 자세를 취하면서 기다려 보면 저절로 해결되는 경우가 대부분이다.

필자를 실망시킨 공대 교수는 그나마 메모 말미에 아래와 같이 개념 있는 질문을 추가한 덕에 체면을 좀 회복했다. 진료 예약 날짜를 기다리며 예습을 한 덕분이다.

"현재 상태는 어떤가?"
"지금은 어떤 운동을 할 때인가? 신전동작인가 허리 강화 운동인가?"
"아직 어린데 계속 앞으로 구부리는 활동은 삼가야 하는가?"

"고 3이 되어 의자에 오래 앉아 있어야 할 텐데 어떻게 하면 좋은가?"

일단 첫 번째 질문을 알아보기로 하자. 누구나 한 번씩 겪는 단순 급성 요통, 비특이적 요통은 왜 생기는 걸까? 그것이 궁금하다.

요통이란 무엇인가

요통(腰痛, low back pain)이란 **허리에서 느껴지는 통증**이라는 뜻도 있고, **허리 때문에 생기는 통증**이라는 뜻으로도 사용된다. 허리란 '갈빗대 아래에서부터 엉덩이까지의 잘록한 부분'을 말한다. 이 부위에 느껴지는 통증이 바로 허리 통증이고 요통이다. 그렇지만 허리 통증과 더불어 엉덩이, 허벅지, 종아리, 발이 아픈 것도 **요통**이라고 부른다. 그 이유는 허리 때문에 생긴 통증이기 때문이다.

척추는 우리 몸 중앙에 위치하고 몸무게를 지탱하며, 중요한 중추 신경인 척수를 보호한다. 척추는 경추, 흉추, 요추, 천추, 미추 등 다섯 가지로 구획되어 있는데, 몸의 측면에서 보면 경추 부위, 흉추 부위, 요추 부위가 S자 모양을 반복하며 자연스럽게 자리하고 있다. 특히 요추 부위가 배 쪽(앞 쪽)으로 휘어져

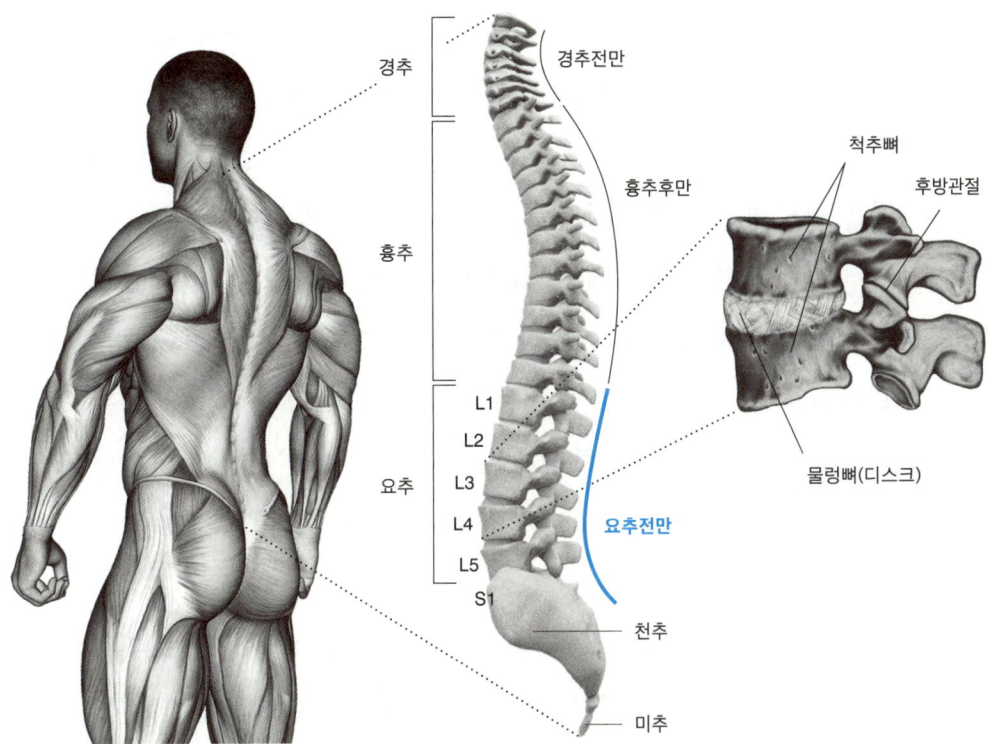

1.1 척추는 경추, 흉추, 요추, 천추, 미추로 나뉜다. 척추뼈 사이사이에는 척추 디스크(추간판)라는 물렁뼈가 있어 충격을 흡수하고 구부러지는 운동을 가능케 한다. 정상 척추는 위에서 아래로 곧게 서 있지만 자세히 보면 경추와 요추는 앞으로 휘어지는 전만(前彎) 곡선을, 흉추는 후만(後彎) 곡선을 가진다. 허리의 척추뼈가 앞으로 구부러진 상태를 요추전만(腰椎前彎)이라고 하는데 허리가 아픈 사람은 반드시 알아야 하는 단어이다. 허리를 보호하는 가장 중요한 메커니즘이기 때문이다. 다섯 개의 요추와 한 개의 천추를 각각 L1, L2, L3, L4, L5, S1이라고 부른다. 앞으로 이 책의 척추 영상에서 자주 사용될 약어이다.

있는데, 이것을 **요추전만(腰椎前彎)**이라고 한다 **1.1 참조**. 처음 들어보는 생소한 단어이지만 이 책에서 가장 중요한 단어이므로 반드시 기억하도록 하자. **요추전만, 허리가 충격을 받았을 때 이를 버텨내는 요추의 강도를 최고로 만드는 곡선이다.**[1]

'기독교인에게는 예수, 불교도에게는 석가모니, 이슬람교도에게는 마호메트가 있듯이 요통으로 고생하는 분들에게는 **요추전만**이 있다'고 생각하면 된다. 무신론자라면 '범죄신고는 112, 화재신고는 119, **허리가 아프면 요추전만**'이라고 외우면 된다. 그게 무슨 말이냐고? 이 책을 쭉 읽어 보면 그 이유를 알게 된다.

허리를 지탱하는 척추 부위를 요추(腰椎)라 하고 요추는 모두 5개의 척추뼈로 구성되며 천골을 통해 골반과 연결된다. 5개의 요추뼈 사이 그리고 다섯 번째 요추와 첫 번째 천골 사이에 5개의 물렁뼈가 있어 뼈와 뼈 사이의 충격을 흡수하고 요추가 이리저리 구부러질 수 있도록 한다. 이 물렁뼈가 바로 그 이름도 유명한 **척추 디스크(추간판, 椎間板)**이다.

한글을 배울 때는 '**가나다라**', 영어를 배울 때는 **알파벳**을 알아야 하듯, 허리 통증을 이해할 때는 **디스크**를 알아야 한다.

요추를 구성하는 뼈, 물렁뼈(추간판), 관절, 인대, 근육, 근막, 신경 등 대부분의 구조물에 감각신경이 분포되어 있어 각 구조물이 손상되면 통증이 발생할 수 있다. 이론적으로는 요추를 이루는 구조물 대부분이 요통의 원인이 될 수 있다는 뜻이다. 그러나 실제로 손상이 가장 흔히 일어나는 부분은 물렁뼈인 디스크이다. 세계 최고 권위의 의학잡지에 실린 보고서[2]에 따르면 요통의 97%는 기계적인 원인으로 발생한다. 이들 중 4%를 차지하는 골절을 빼면 **전체 요통의 93%가 디스크 손상 때문**이라고 볼 수 있다.

물렁뼈인 디스크의 손상이 요통 대부분을 차지하는 이유는 **척추를 이루는 신경, 근육, 뼈에 비해 물렁뼈가 가장 일찍부터 늙기 시작하여 뼈와 근육에 치여 손상을 받을 확률이 매우 높기 때문**이다 「백년운동」 3.3 참조. 젊어서 싱싱한 디스크이든 늙어서 찌그러진 디스크이든 상관없이 허리를 잘못 사용하면 손상을 받게 된다. 손상을 받으면 나름대로의 방식으로 통증을 만들어 낸다. 아픈 느낌도 다르고, 부위도 다르며, 악화되거나 좋아지는 조건도 다르지만 모두 다 '디스크가 손상되고 있으니 조심하라'는 신호이다. **디스크가 보내는 구조신호, 그것이 바로 요통**이다.

요통이라는 대하드라마의 시작부터 끝날 때까지 활약하는 **주인공은 물렁뼈인 디스크**이다. 많은 소설이나 드라마에서 조연이나 엑스트라를 주인공으로 착각할 때가 있다. **젊어서 생기는 허리 통증에는 근육이나 인대가** 착각을 일으키는 엑스트라로 자주 등장하고 **늙어서 생기는 허리 통증에는 후방관절이나 인대가** 주인공과 헷갈린다. 대하드라마의 주인공인 디스크에만 집중하면 허리 통증은 어렵지 않게 해결된다.

근육이 뭉쳐 급성 요통이 생긴다?

느닷없이 허리 가운데가 뻐근하게 아프다가 저절로 좋아지는 급성 요통. 많은 사람이 '근육이 뭉쳐서', '근육이 놀라서', '근육이 찢어져서', '인대가 늘어나서' 생기는 것으로 믿고 있다. 난생 처음 허리 통증으로 고생한 17세 여고생이 받은 대부분의 비과학적인 치료도 허리 주변 근육에 대한 것이었다.

실제로 필자가 학생 때에는 '요통의 90%는 근육 때문에 생긴다.'라고 배웠다. 그 이유는 방사선 촬영 검사로 이상 소견이 보이지 않고, 척추 주변의 근육이 딱딱하게 뭉쳐 있으면서 뭉친 근육을 눌러 보면 강한 통증이 유발되기 때문이다. 또 시간이 지나 허리 통증이 없어지면 허리 근육도 부드럽게 풀려 있기 때문에 급성 요통의 원인은 '허리 근육문제이다.'라고 생각했던 것이다.

그런데 생체역학자들이 사람의 사체와 돼지나 양과 같은 큰 동물에서 디스크를 포함한 척추뼈를 적출하여 여러 가지 방향으로 힘을 가하는 실험을 했다. 실험을 통하여 건강한 디스크에 강한 압박을 가하거나 작은 압박이라도 반복적으로 가하면 디스크에 살짝 손상이 간다는 사실을 알게 되었고 손상 받는 부위에 통각 신경이 분포하여 통증이 유발될 수 있음을 알게 되었다. 즉, **허리 속의 충격 완화 장치인 디스크가 살짝 손상을 받아서 갑자기 허리가 아프고, 시간이 지나면서 손상이 아물어 통증**

이 좋아지는 것을 알게 된 것이다.[3] 생체역학 연구뿐만 아니라 임상 연구에서도 디스크 내부의 특정 부위에 생긴 상처가 허리 통증의 원인으로 밝혀지고 있다.[4]

그럼 근육은 왜 뭉친 것일까? 허리 디스크가 손상되면 허리를 움직일 때마다 더 아프니까 가능하면 안 움직이려고 척추 주변 근육이 딴딴하게 뭉쳐 허리를 보호하는 것이다. 허리 주변 근육이 뭉치고 아프게 되는 것은 디스크 손상에 따른 반사적인 현상이다. 당연히 허리가 회복되면 근육이 풀린다. 따라서 **근육 뭉침은 급성 요통의 원인이 아니라 결과이고 해로운 것이 아니라 이로운 것이다.** 우리 몸을 지키려는 중요한 방어기전이다 **1.2 참조**.

허리 근육 뭉침이 급성 요통의 원인이라고 생각하는 것은 **불이 난 곳에 소방차가 모여 있는 것을 보고 '소방차가 모이니 불이 난다.'라고 생각하는 것과 똑같은 것**이다. 소방차가 길을 막아 불편해도 불이 꺼져야 소방차가 철수하지 않겠는가? 가장 좋은 것은 불(급성 요통)이 나지 않는 것이고 그다음 좋은 것은 불(급성 요통)이 빨리 꺼지는 것이다.

디스크는 찹쌀떡

척추 디스크는 물렁뼈이다. 디스크를 물렁뼈라고 하면 지우개처럼 두루뭉술한 덩어리라고 생각할 수 있으나 실제로는 그렇

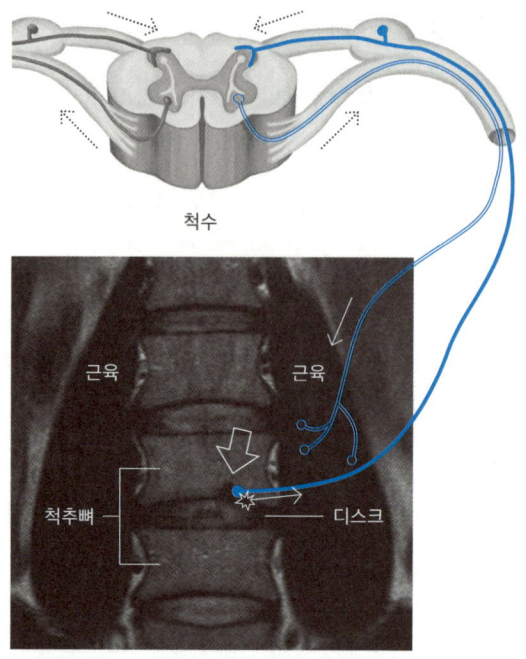

1.2 디스크의 종판이 깨져 있는 MRI 영상. 손상된 종판(큰 화살표)에 분포된 감각신경 말단에서 통증을 척수로 전달(폭발 표시 달린 가는 화살표)하면 척수에서 반사적으로 근육을 수축하게(가는 화살표) 된다.[5] 손상된 디스크가 움직이면 아프기 때문에 뼈 주변의 근육을 강하게 수축시켜 허리를 덜 아프게 하려는 반사적인 현상이다. 마치 불이 났을 때 불을 끄려는 소방관 역할을 하는 것이다. 그런데 이렇게 뭉친 근육(소방관) 때문에 허리가 아프다(불이 난다)고 생각하는 것이 말이 되는가?

지 않다. 우리 허리를 100년 동안 잘 사용할 수 있도록 만들어진 대단히 정교한 구조물이다.

디스크는 크게 **수핵, 섬유륜, 종판** 등 세 가지 구조물로 구성된다 **1.3 참조**.

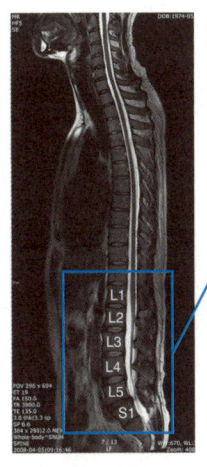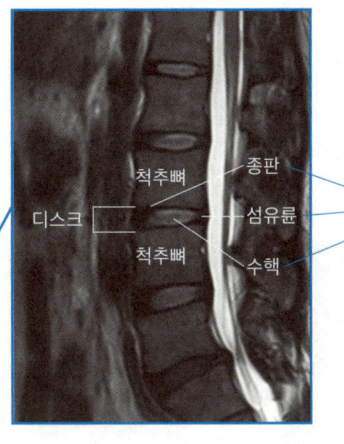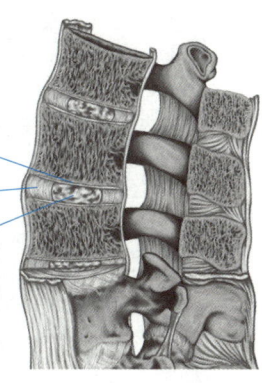

1.3 왼쪽 그림은 인체의 정중앙 단면을 보여주는 MRI 영상이고 가운데 그림은 왼쪽 그림의 사각형 부분을 확대한 것이다. 가운데와 오른쪽 그림에서 두 개의 요추뼈 사이에 있는 물렁뼈, 디스크를 볼 수 있다. 이 디스크라는 물렁뼈 덕분에 허리를 구부릴 수 있고 뼈에 가해지는 충격도 흡수할 수 있다. 디스크는 한덩어리의 두루뭉술한 물렁뼈가 아니라 **타이어처럼 강한 껍질(섬유륜)**이 가운데에 있는 **젤리(수핵)**를 품고 있는, 물방석처럼 생긴 구조물이다. 디스크가 뼈와 만나는 부분은 뼈와 물렁뼈의 중간 성질의 **종판이라는 탄성이 높은 구조물**로 되어 있다. **섬유륜, 수핵, 종판**이라는 세 가지 구조물로 구성된 디스크는 앙금을 품고 있는 찹쌀떡 모양이라고 생각하면 이해하기 쉽다.

    가운데 말랑말랑한 젤리(수핵)는 딱딱한 껍질(섬유륜)에 겹겹이 싸여 있다. 젤리 같은 수핵은 수분을 많이 품고 있고, 수핵을 싸고 있는 **섬유륜은 자동차 타이어처럼 딱딱한 껍질이 보통 15~25겹으로 쌓여 있다.**[6] 생긴 모양만 봐도 물방석처럼 충격 흡수를 잘하도록 오묘하게 생겼다 **1.3, 1.4 참조**.

    어찌 보면 찹쌀떡 같기도 하고 잼이 들어 있는 빵 같기도

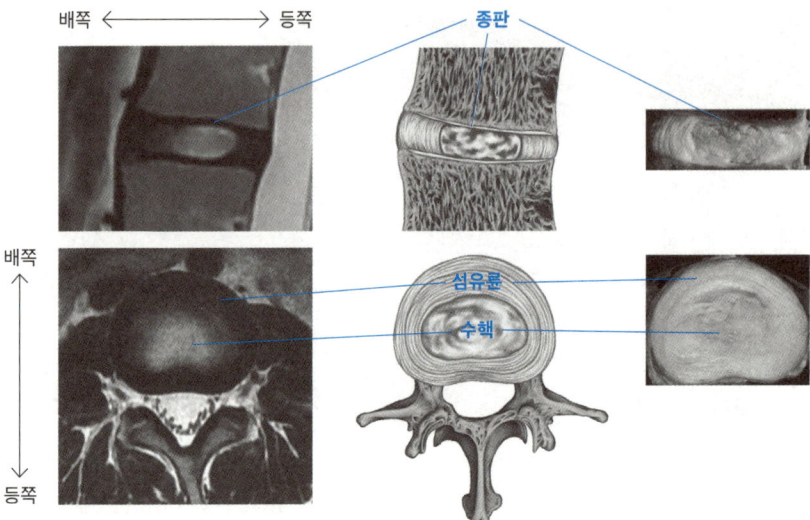

1.4 디스크의 내부를 보여주는 MRI 영상(왼쪽), 도해(가운데), 실물 사진7(오른쪽)이다. 디스크를 잘라 내부를 보면 가운데 젤리 같은 수핵이 있고 이를 질긴 섬유륜이 껍질처럼 둘러싸고 있다. 섬유륜은 마치 타이어처럼 15~25겹으로 층을 이룬다. **디스크는 지우개 같은 두루뭉술한 물렁뼈 덩어리가 아니라 지극히 오묘하게 만들어진 충격흡수장치**인 것이다. 저작권 허가 Elsevier, Shutterstock

하다. 찹쌀떡의 앙금 부분이 수핵이고 떡 부분을 섬유륜으로 보면 된다. 척추뼈 사이사이에 디스크가 있기 때문에 구부리고 비틀고 하는 움직임이 가능한 것이다.

찹쌀떡처럼 생긴 디스크의 아래위에 척추뼈가 붙는데 디스크와 척추뼈가 맞닿는 부분을 '종판'이라고 하여 물렁뼈와 뼈의 중간쯤 되는 성질을 띤다. **물렁뼈의 탄성과 뼈의 강도를 지닌 오묘한 구조물**이다.

디스크는 가운데 수핵이라는 젤리를 품고 100년을 사용하도록 만들어진 최고의 충격 흡수 장치인 것이다. 이토록 훌륭한 구조물을 닦고 조이고 기름 쳐서 오래오래 잘 사용하도록 해야 하지 않겠는가?

앙금이 찹쌀떡을 찢는구나!

디스크가 손상되는 양상을 관찰하기 위해 생체역학자들이 하나의 디스크를 사이에 둔 두 개의 척추뼈를 아래위로 압박을 가해 보았다. 두 개의 척추뼈를 약간 구부린 상태에서 아래위로 압박을 가하면 수핵이 뒤쪽으로 밀리면서 뒤쪽 섬유륜이 찢어지는 것이 관찰되었다. 그런데 척추뼈를 바로 세워 약간 신전 상태(허리가 앞으로 구부러진 상태가 아니라 아래위로 쭉 펴진 상태)로 압박을 가했더니 허리를 구부렸을 때와는 달리 뒤쪽 섬유륜이 찢어지지지 않았으나 아주 강한 힘을 가했더니 종판이 손상되는 상태가 관찰되었다**1.5 참조**. 즉, 허리 디스크가 견디기 힘든 압박을 받으면 섬유륜이 찢어지거나 종판이 손상된다는 것을 알게 된 것이다.[7]

　기억해 둘 것은 허리뼈가 구부러진 상태에서 힘을 받으면 디스크의 뒤쪽 껍질(섬유륜)이 잘 찢어지고 꼿꼿이 펴서 힘을 받으면 웬만해서는 손상을 받지 않다가 아주 강한 힘이 가해지면 종판이 손상된다는 점이다.

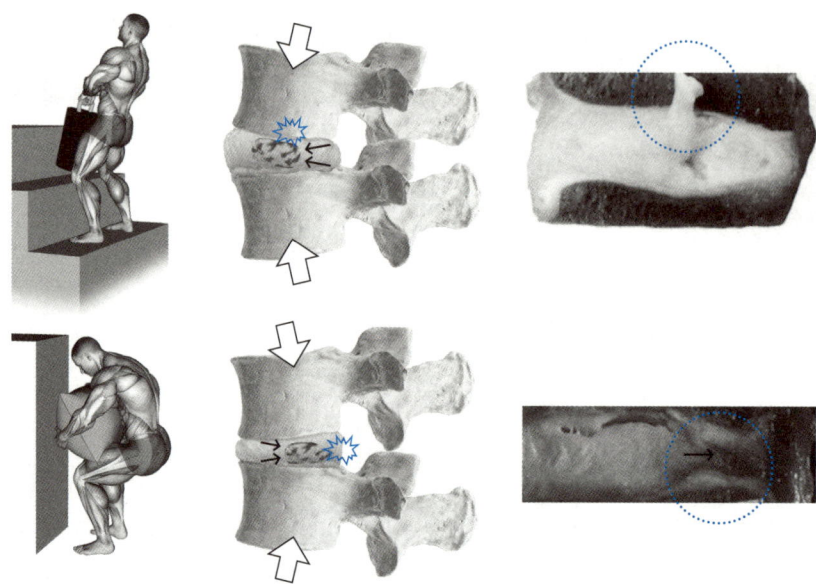

1.5 위쪽 그림과 같이 허리를 편 상태(요추전만 자세)로 디스크에 강한 압박(큰 화살표)을 가하면 수핵이 앞으로 밀리면서(검은색 가는 화살표) 섬유륜보다 종판이 손상(폭발 표시)된다. 그러나 아래쪽 그림과 같이 허리를 구부려 수핵이 뒤로 밀리면(검은색 가는 화살표) 후방 섬유륜이 얇아지면서 종판보다 섬유륜의 강도가 낮아져 작은 압박(큰 화살표)에도 섬유륜이 찢어진다(폭발 표시). 오른쪽 실물 사진에서는 원형 점선 속에서 발생하는 종판 손상(위)과 후방 섬유륜 손상(아래)을 볼 수 있다. 저작권 허가 British Editorial Society of Bone and Joint Surgery

디스크라는 찹쌀떡에 가해지는 힘의 방향, 세기, 반복되는 정도에 따라 **섬유륜 손상, 종판 손상, 디스크 탈출** 등 크게 세 가지 종류의 손상이 생길 수 있다. 그중에서 **가장 쉽게, 자주 생기는 손상은 뒤쪽 섬유륜 손상**이다. 왜냐하면 종판이 손상되려면 큰 충격을 받아야 하고, 디스크 탈출이 나타나려면 15~25개의 판으로 겹겹이 쌓인 섬유륜이 모두 찢어져야만 하기 때문이다. 대부분의 경우 디스크 탈출이 생기기 전에 후방 섬유륜이 찢어지는 통증을 여러 번 반복적으로 겪는다. 따라서 **급성 요통의 가장 흔한 원인은 섬유륜 손상** 특히 **뒤쪽 섬유륜 손상**이다. 찹쌀떡의 앙금이 껍질을 살짝 찢기 시작하는 단계가 바로 급성 요통을 느끼는 단계이다.

허리 삐끗한 디스크 어떻게 생겼나?

운동하다 허리를 삐끗한 29세 남성이 진료실을 찾았다. 허리 가운데와 오른쪽 엉덩이가 걸을 때와 허리를 숙일 때 아프다. 외부 병원에서 MRI를 찍었으나 큰 이상이 없다고 들었다.

"다른 병원에서 찍은 MRI를 가져오셨나요?"
"아니요. 별 이상이 없다고 해서 가지고 오지 않았습니다."
"흠…, 허리가 그 정도 아프면 디스크에 작은 손상이 있을 가능성이 있습니다. 다음 진료 때는 좀 가져오세요."

다음 진료 때 가져온 영상을 확대해서 자세히 보니 4-5번 요추 디스크의 뒤쪽 섬유륜에 올챙이 꼬리 모양의 섬유륜 손상이 보였다 **1.6 참조**.

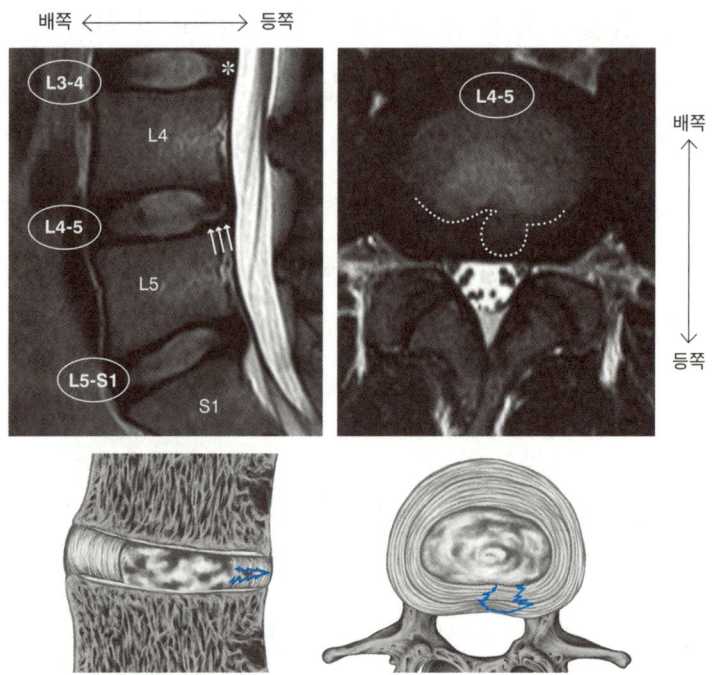

1.6 운동하다 허리를 삐끗한 29세 남성의 허리 MRI 영상이다. 왼쪽 그림에서 4번 요추(L4)와 5번 요추(L5) 사이에 있는 L4-5 디스크의 가운데 수핵 뒤쪽에 올챙이 꼬리 모양의 선(화살표)이 보인다. 위쪽에 있는 L3-4 디스크의 후방 섬유륜(＊표시 부위)에는 그런 선이 없는 것을 확인할 수 있다. 오른쪽 그림은 L4-5 디스크를 횡단면으로 잘라서 본 그림이다. 가운데 흰색의 수핵이 뒤쪽으로 밀려난 것(불연속 곡선으로 표시)이 보인다. 아래 그림은 MRI 영상에 보이는 손상된 후방 섬유륜을 삽화로 재현한 것이다.

"여기 수핵 뒤에 삐져나온 흰색 곡선이 섬유륜이 찢어진 곳입니다. 흰색의 수핵이 뒤쪽 섬유륜을 찢고 들어간 상처입니다. 허리를 구부리면 이 상처가 벌어지면서 수핵이 더 뒤쪽으로 밀려서 아픈 것입니다. 걸음을 걸을 때도 아프다면 상처가 아직 아물지 않아 매우 예민한 상태입니다."

"헉, 그럼 어떻게 해야 하나요?"

"허리를 꼿꼿이 펴서 요추전만을 최대한 유지하고 있으면 뒤쪽 섬유륜의 상처가 서로 맞붙어 상처에 끼여 있던 수핵이 원래 자리로 돌아가게 됩니다. 그 상태로 시간이 흐르면 상처가 아물어 흉터가 되고 그러면 안 아프게 되는 것이지요. 아직 나이가 젊고 디스크 속에 생긴 작은 상처라 그리 오래 걸리지는 않을 것입니다."

수핵이 후방 섬유륜을 찢는 상처 — 대부분의 디스크가 처음 받는 손상이다.

조상님도 못 막는, 골프 연습으로 깨진 종판

한 달 전부터 허리 가운데가 아파 외부 병원에서 MRI 영상 촬영을 하고 진료실을 찾은 50대 초반 남자 환자가 있었다. 허리 근육이 많이 뭉친다고 한다. 영상을 보니 척추 디스크가 한결같이 두껍고, 종판이 미끈하며, 수핵의 수분 함량이 높아 보이는, 나이에 비해 아주 튼튼한 디스크를 가진 체질이다. 그런데, 4-5번 요추 디스크의 종판 손상이 단 하나의 옥에 티였다 **1.7 참조**.

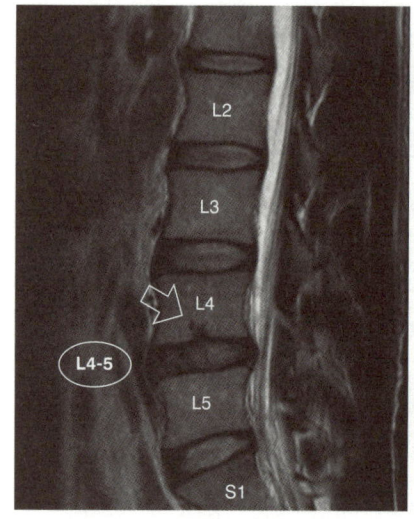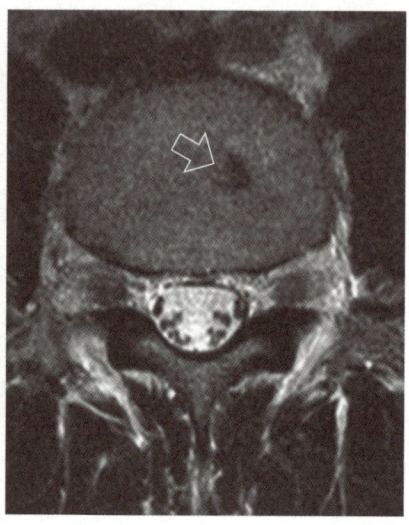

1.7 조상님으로부터 좋은 디스크 체질을 물려 받아 나이에 비해 튼튼한 허리 디스크를 가졌으나 골프 연습을 너무 많이 하여 허리가 아픈 50대 남자의 MRI. 4번 요추(L4)와 5번 요추(L5) 사이의 디스크(L4-5)의 위쪽 종판이 깨어져 있는 모습(화살표)이 보인다.

"아주 튼튼한 디스크를 가진 체질입니다. 다 조상님들 덕분입니다. 그런데 이 튼튼한 디스크에 어떻게 종판이 깨어졌을까요? 허리에 무리가 되는 작업을 많이 하시나요?"

"아니요, 특별히 허리를 쓰는 일은 하지 않는데요. 사무실 의자에 오래 앉아 있는 편입니다. 그것 때문일까요?"

"아마도 그렇지는 않을 것입니다. 왜냐하면 종판은 허리를 편 상태에서 강한 힘을 받을 때 혹은 약한 힘이라도 반복적으로 받을 때 손상을 받습니다. 허리를 꼿꼿이 세우고 높은 곳에서 뛰어 내리는 충격 같은 것이 원인이지요. 혹시, 승마 하세요? 승마할 때 허리를 꼿꼿히 세우는데 그때 엉덩이에 충격을 받으면 이렇게 될 수 있어요"

"아니요, 말은 타본 적이 없습니다. 최근에 골프를 시작해서 연습을 많이 하기는 했습니다만…"

"아하! 바로 그거네요. 골프 스윙할 때 허리를 꼿꼿히 세워 요추전만을 제대로 잡고 하셨나 보네요. 그 자세는 좋은데, 나이에 비해 너무 연습을 많이 하신 거 같습니다. **종판은 디스크에 영양분과 산소를 공급하고, 충격 흡수 장치인 디스크의 탄성을 제공하는 매우 중요한 구조물**입니다. 종판이 손상되면 조상 덕도 소용이 없어요. 좀 살살 하시지요."

고양이가 아니라 새끼 호랑이야!

"갑자기 아팠다가도 저절로 좋아지는데 근육이 문제이건 디스크가 문제이건 무슨 상관이야? 살다가 좀 아팠다가 좋아졌다가 하는 것이지!"

옳으신 말씀이다.

그런데 급성 요통의 원인을 근육으로 보는 것과 디스크로 보는 데에는 허리를 관리하는 입장에 있어 극명하게 다른 차이가 있다. 근육이 뭉쳐서 아픈 것이라면 근육이 풀리고 나면 완전히 건강한 허리로 돌아간다는 뜻이 된다. 그러나 디스크 손상으로 오는 요통이라면 한 달 내로 통증은 완전히 없어지지만 허리의 충격 흡수를 담당하는 디스크의 기능과 강도가 그 전보다는 못하게 된다는 것이다. 즉, 단기간에 호전된 **허리 통증 이후 그 전과 마찬가지로 허리를 막 굴려도 되는 것인지 아니면 정신을 차리고 허리를 잘 보전하기 위한 여러 가지 조치를 취해야 할 것인지**에는 엄청난 차이가 존재한다.

통계로 보면 자연 호전된 요통의 69%가 1년 내에 한 번 이상 재발한다.[8] 한번 급성 요통을 겪고 나서도 아무 생각 없이 나쁜 자세, 나쁜 동작, 나쁜 운동을 하다 보면 반드시 요통의 재발을 겪는다. 급성 요통이 **찾아오는 주기가 점점 짧아지고 한번 찾아오면 저절로 호전되는 기간이 점점 길어지게 된다.** 그러다가 어떤 기회에 길고 깊은 수렁에 빠지게 되는데 겪어 보지 않은 사람은 모를 정도의 깊고 긴 고통이다. 인생이 허물어진다.

새끼 호랑이를 얼핏 보면 고양이라고 오해할 수 있는 것처럼, 가볍게 왔다가 씻은 듯이 낫는 급성 요통을 '근육이 뭉쳤다가 풀린 것'으로 오해할 수 있다. 그러나 새끼 호랑이가 점점 자라 사춘기 호랑이가 되었는데도 고양이라고 생각하면 큰코다친다. 큰 호랑이의 날카로운 발톱과 이빨에 큰 상처를 입는 것처럼 눈물겨운 허리 통증으로 고생을 하게 된다.

가벼운 급성 요통은 고양이가 아니라 새끼 호랑이이다. 근육이 뭉쳤다가 풀려 완전히 정상으로 돌아가는 것이 아니라 **디스크가 찢어졌다가 흉터를 남기면서 아물게 되는 것**이다. 새끼 호랑이가 자꾸 찾아오다 보면 어느샌가 큰 호랑이로 자란다. 새끼 호랑이를 고양이로 착각하지 말고, 사춘기 호랑이가 되는 것을 빨리 알아내야만 큰 낭패를 피할 수 있다.

사춘기 호랑이가 된 것을 어떻게 아냐고? 반복되는 급성 요통의 양상을 잘 살펴보면 답이 나온다. 급성 요통은 반복될 때마다 **통증의 강도는 심해지고, 회복되는 기간이 길어지며, 반복 주기는 짧아진다.** 새끼 호랑이가 점점 자라가고 있는 것이다.

요통의 일생

허리가 아파서 진료실을 찾으신 75세 할아버지의 요통 인생을 들어 보자.

"30대 중반에 허리를 삐끗하여 한 이틀 고생했다가 저절로 좋아졌어. 40대 중반에 또 한 번 아팠는데 1주일 정도 지나니 좋아지더라고. 50에 가까워지면서 허리를 삐끗하는 일이 더 자주 생기고, 한 번 생기면 아픈 것도 더 심하고 오래 지속되더군. 그러던 차에 50이 넘으면서 허리가 심하게 아프더니 이번에는 허리만 아픈 것이 아니라 한쪽 엉덩이 쪽으로 통증이 내려오는 듯하고 몇 달이 지나도 낫지를 않더라고. 할 수 없이 병원 가서 진료 받은 뒤 약 먹고 주사 맞았더니 차츰 좋아지더군. 한 1년 넘게 고생했어. 그다음부터는 특별히 삐끗한 것도 없는데 1년에 서너 번씩 저절로 허리가 아프네. 60대에 들어서면서는 좀 더할 때도 있고 덜할 때도 있지만 늘 아프게 지냈어. 그런데 몇 달 전부터는 일어서서 걷다 보면 5분을 못 걸어 허리가 아프고 양쪽 엉덩이가 땅기고 발바닥에 두꺼운 빈대떡이 붙은 느낌이라 잘못하면 넘어질 거 같아 잠시라도 쉬어야 해. 이렇게 살면 뭐하나 하는 생각이 들 정도야. 어떻게 해야 하지?"

이 환자가 겪어 온 허리 통증의 변화를 도표로 그리면 **1.8**의 실선 곡선과 같다. 만약 이 환자가 30대 중반 처음 아팠을 때 근육이 뭉쳐서 아팠다가 풀려서 좋아졌다고 생각하지 않고 디스크가 약간 손상되어 아팠던 것이니 이제부터 허리 관리를 제대로 해 보자고 다짐했더라면 어떻게 되었을까?

가끔 요통이 올 수도 있고 나이가 들면서 허리가 뻐근한 통증을 지니고 살 수 있겠지만 50대의 심한 통증이나 60대의 매일같이 겪는 통증이나 70대 중반 차라리 죽는 것이 나을 것 같다는 통증을 느끼지 않고 80, 90세를 바라볼 수 있을 것이다. **1.8**의 점선 곡선처럼 말이다. 실선 곡선으로 살아갈 사람이 점선 곡선으로 살 수 있는 방법을 알게 된다면 얼마나 좋을까?

방법은 아주 간단하다. 나쁜 자세, 나쁜 동작, 나쁜 운동을

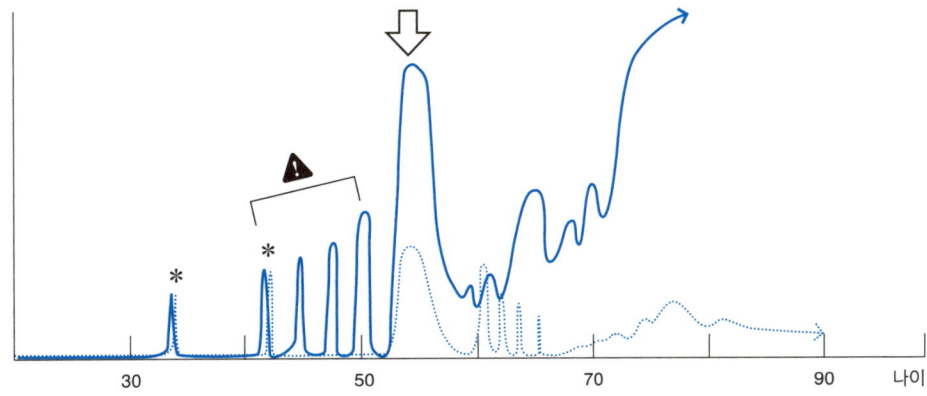

1.8 요통은 한 번 앓고 흔적도 없이 지나가는 병이 아니라 일생을 통해 진행되는 현상이다. 나이를 X축, 통증의 정도를 Y축에 놓고 일생 동안 겪는 요통을 그래프로 그린 것이다. 50세 이전 젊은 시절에 누구나 한번씩 겪는 급성 요통(그림의 * 표시)은 며칠 혹은 길어야 한 달 내로 저절로 완전 회복된다. 그러나 급성 요통을 겪고 나서 허리 관리를 제대로 하지 못하면 실선 그래프의 길을 따라가게 된다. 나이가 들면서 가벼운 디스크성 요통이 반복될 때 그 빈도가 높아지고 강도가 강해지며 지속 기간이 오래가는 양상(▲표시 구간)을 보이다가 어느 샌가 찾아온 심한 요통(그림의 ⇩표시)과 방사통(3장 참조)으로 오랫동안 고생하게 된다. 이때도 제대로 관리하지 않으면 통증이 점점 더 악화되는 심한 디스크성 요통으로 발전하고 더 나아가 척추관협착증으로 고생하게 된다. 반대로 허리 아픈 것이 디스크 손상 때문이라는 사실을 인식하고 좋은 자세, 동작, 운동을 배워 오묘한 충격 흡수 장치인 디스크를 잘 아껴서 사용하면 점선 그래프의 인생을 살게 된다. 나이가 들어서 한두 번 요통을 겪을 수 있지만 견딜 만한 정도로 관리가 되는 것이다. 특히 가벼운 디스크성 요통이 반복될 때 그 **빈도가 높아지고 강도가 강해지며 지속 기간이 오래가는 양상(▲표시 구간)**이 나타난다면 머지않아 심각한 요통이 닥칠 것이라는 경고이다.

피하고 좋은 자세, 좋은 운동을 많이 하면 된다. 알면 달라지는 법이다. 이 책은 실선 곡선과 점선 곡선의 갈림길에서 길을 잃은 모든 사람을 위한 지침이다.

여고생 아버지의 체면을 세운 4가지 질문

자, 디스크와 디스크 손상에 관한 설명을 이 정도 하였으니 난생 처음 급성 요통을 겪은 17세 여고생의 허리 MRI 영상을 **1.9**에서 한번 들여다보자. 여고생 딸에게 혹세무민하는 요통 치료를 받게 하여 자존심을 구겼던 공대 교수는 개념 있는 4개의 질문을 던져 그나마 체면을 세웠다. 그 질문의 답도 찾아보자.

① 현재 상태는 어떤가?
② 지금은 어떤 운동을 할 때인가? 신전동작인가 허리 강화 운동인가?
③ 아직 어린데 계속 앞으로 구부리는 활동을 삼가야 하는가?
④ 고 3이 되어 의자에 오래 앉아 있어야 할 텐데 어떻게 하면 좋은가?

질문 1번의 답은 여기까지 제대로 읽은 독자라면 쉽게 찾을 수 있을 것이다. 생애 최초로 겪는 급성 요통은 MRI 영상

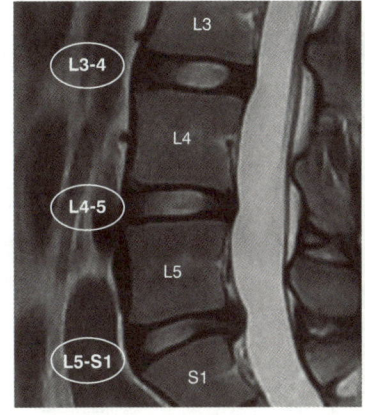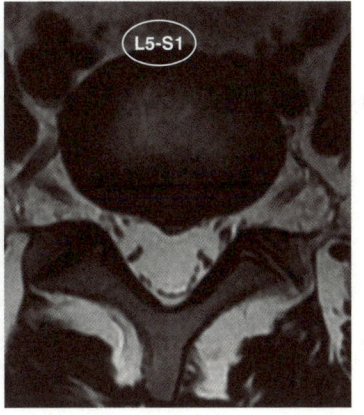

1.9 17세 때 처음으로 급성 요통을 겪은 여고생의 허리 MRI 영상이다. 어디에 어떤 문제가 있는지 독자 스스로 답을 찾아 보기 바란다. 너무 어려우면 앞서 설명한 **1.6**을 참조하기 바란다.

에 흔적을 남기지 않는 경우가 대부분인데 **2권 8장의 '내 아픔 모르는 허리 MRI' 참조** 이 여고생의 경우는 디스크 손상이 보인다. 개념 있는 4개의 질문에 필자는 아래와 같이 답하였다.

"후방 섬유륜이 찢어지면서 디스크가 약간 돌출되었다 아물어 가는 상태입니다. 이런 경우 허리 강화 운동은 절대 금하고 신전동작으로 척추위생을 지켜야 됩니다. 디스크 상처가 다 아물 때까지는 구부리는 활동을 삼가야 하지만 다 나으면 구부릴 수 있고요. 고 3이 되어 책상에 오래 앉아야 하는 것이 오히려 허리 치료에 도움이 될 수 있어요. 척추위생에 적합한 의자에 좋은 자세로 앉아 공부하면 그 시간 만큼 허리가 치료 되기 때문이지요**2권 12장의 '사무 환경, 의자와 책상 최적화 하기' 참조**. 일석이조(一石二鳥), 도랑 치고 가재 잡는 상황입니다. 전화위복(轉禍爲福)이지요!"

요점 정리

1   척추는 경추, 흉추, 요추, 천추, 미추로 구성되며 경추와 요추는 앞으로 휘어지는 경추전만과 요추전만 곡선 형태를 보인다. 요추전만을 반드시 기억해 두자.

2   허리 통증의 주인공은 디스크이다. 디스크가 손상되어 아픈 것이다.

3   디스크는 수핵, 섬유륜, 종판으로 구성되는데 후방 섬유륜과 종판이 주로 손상된다.

4   근육은 찢어진 디스크를 보호하는 아군이다. 애꿎은 근육 탓 하지 말라.

5   처음 느끼는 급성 요통은 쉽게, 저절로 좋아진다. 그러나 허리 디스크 손상을 스스로 줄이지 않으면 반드시 재발하게 된다. 재발하는 급성 요통은 점점 강하고, 오래 가고, 더 자주 찾아온다. 더는 귀여운 새끼 호랑이가 아니라는 사실을 빨리 깨달을수록 내 허리는 편안해진다.

6   저절로 낫는 급성 요통을 가벼이 여기지 말라. 평생 동안 괴롭힐 수 있는 허리 디스크 손상의 시작이다.

2장
탈출된 디스크 수술로 제거해야 하나?

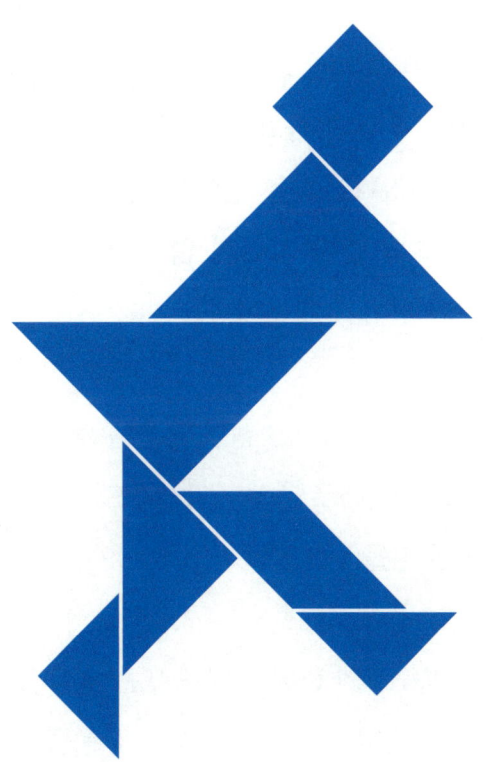

지우개 줍다 디스크 터진 박사님

어느 날 건장한 체격의 40대 남성 환자가 진료실을 찾았다. 최근에 허리를 삐끗하여 심한 통증에 허리를 펴지도 못하고 지낸다고 했다. 진찰실에서 만났을 때는 허리가 아프고 다리가 저려 앉거나 서기가 너무 힘들다고 했다.

다른 병원에서 찍어 온 MRI 영상을 보니 4-5번 요추 사이의 디스크가 탈출하여 5번 요수 신경을 건드리고 있는 상태였다. 다리 쪽으로 뻗어나가는 좌골신경통이 심한 것을 보니 신경 뿌리의 염증이 꽤나 심한 듯했다. 일단 신경 염증을 줄이기 위해 제5 요수 신경에 경막외 스테로이드 주사를 하기로 했다.

그러나 이런 경우 주사보다 더 중요한 것이 있는데 바로 '왜 이런 요통이 생겼나?' 하는 원인을 찾아서 그걸 해결하는 것이다. 그렇지 않으면 얼마 지나지 않아 똑같은 상황이 벌어져 고생하게 될 것이 뻔하기 때문이다.

"왜 허리를 삐끗하셨나요? 심한 운동을 하셨습니까?"
"아닙니다. 운동을 너무 안 해서 문제지요. 운동한 적 없습니다."
"무거운 물건을 들었나요?"
"아닌데요."
"그럼 허리 삐끗하기 전에 도대체 무슨 일이 있었나요?"
"글쎄요, 바닥에 떨어진 조그만 지우개를 줍다가 삐끗했는데

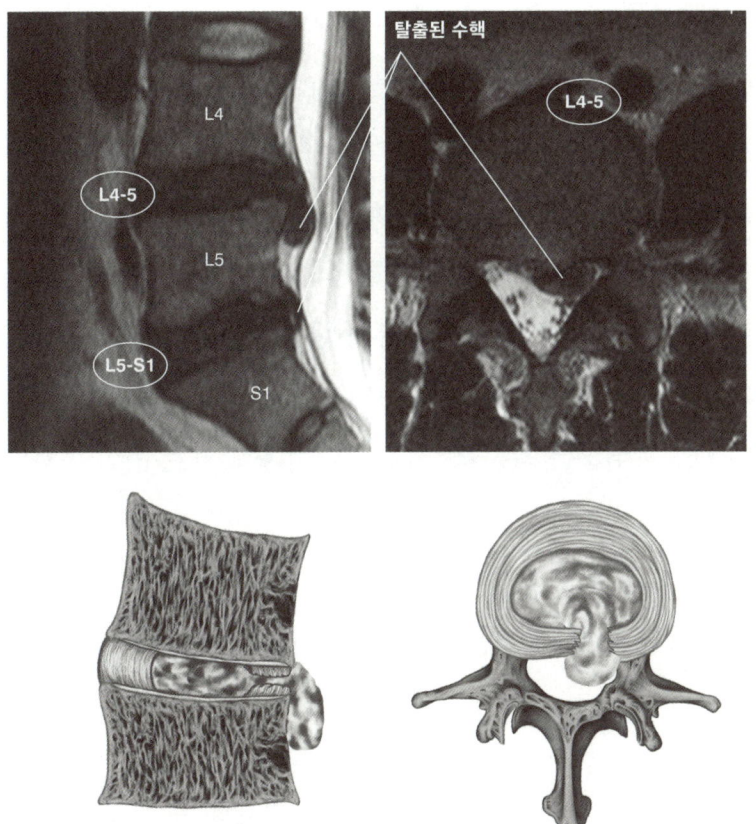

2.1 박사 논문을 쓰기 위해 며칠 동안 밤샘 컴퓨터 작업을 한 다음 바닥에 떨어진 지우개를 줍다가 삐끗하여 수핵이 탈출된 40대 박사님의 허리 디스크 MRI 영상이다. 아래 그림은 MRI 영상에 보이는 수핵 탈출을 삽화로 재현한 것이다.

참 이해할 수가 없네요. 지우개가 무거워 봤자 얼마나 무겁다고, 거참!"

"혹시 지우개 줍기 전까지 오래 앉아 있지는 않았습니까?"

"아, 제가 박사 논문을 쓰느라 2주간 잠을 3~4시간씩 자면서 컴퓨터로 작업을 했는데요!"

"딩동댕~, 바로 그겁니다. 허리에 나쁜 자세로 오랜 시간 컴퓨터 작업을 하셨나 봅니다. 그 기간에 디스크 속의 후방 섬유륜이 조금씩 찢어지고 있었던 것이지요. 거의 터져 가는 디스크를 가지고 있었기에 조그만 지우개를 줍기 위해 허리를 구부렸다 펴는 동작만으로도 수핵이 섬유륜을 뚫고 튀어 나온 것이지요. 그 문제가 해결되지 않는 한 허리 문제는 해결되지 않을 것입니다."

"아, 그 부분은 걱정 없습니다. 이번에 박사 논문이 통과되어서요."

박사학위 따고 나면 할 일이 훨씬 더 많아지는 줄 아직 모르시는가 보다.

"아, 그러지 마시고 허리에 좋은 자세와 나쁜 자세에 대한 교육 자료라도 하나 받아 가시지요."

나쁜 자세 그림을 한 번 훑어보는 것이 디스크 탈출 치료의 첫걸음이다.

좌골신경통으로 울릉도에서 온 서양 청년

진료실에서 수많은 환자를 만나지만 기억에 남는 경우가 꽤 있다. 울릉도에서 온 서양 청년도 오래 기억에 남는다. 서양 총각이 울릉도에서 산다는 것도 특이했지만 진료 중에 이 친구가 던진 질문이 남달랐기 때문이다.

허리와 다리가 아프다며 외부 병원에서 찍은 MRI 영상을 가지고 왔다. 적지 않은 크기의 디스크 탈출증이 보였고 증상도 엉덩이부터 허벅지를 타고 내려가는 전형적 좌골신경통이었다.

"디스크 내부에 있는 수핵이 섬유륜을 찢고 나온 디스크 탈출증입니다. 탈출된 수핵이 다리로 가는 신경에 염증과 압박을 일으켜 좌골신경통이 생긴 것입니다." 라고 설명했더니 "아, 그래서 그렇게 아팠구나." 하면서 고개를 숙이고 잠시 생각을 하다 필자를 쳐다보면서 "그러면 그 탈출된 디스크는 평생 그대로 있는 겁니까?"라고 묻는 것이었다.

그때까지 수없이 많은 환자에게 디스크 탈출을 진단하고 그 상황을 설명했지만 탈출된 디스크가 어떻게 되는지 궁금해하는 환자는 이 서양 총각이 처음이었던 것이다. 대부분의 환자는 디스크 탈출증이 생겼다 하면 "수술해서 떼어야 하나요?"가 첫 번째 질문이다. 우리나라 환자는 자신의 몸에 생긴 문제의 자연 경과를 포함한 본질을 파악하기보다는 "빨리 대책부터 말해."라는 성급함을 보이기 마련이다.

사실 이 문제는 우리나라 환자들의 성향이 아니라 외래진료시스템에 그 책임이 있다. 환자들이 깊이 생각하고 질문을 하기에는 진료 시간이 너무나도 짧다. 최단 시간에 환자 상태를 파악하고 치료 방침을 결정해야만 하는 진료 환경에서 "탈출된 디스크를 가만히 두면 어떻게 되나요?" 같은 질문은 허용될 수가 없는 것이다.

필자는 그 서양 총각을 신기한 듯 쳐다보며 "어떻게 그런 질문을 다하세요? 탈출된 디스크의 63.7%는 저절로 크기가 줄어듭니다. 13%에서는 흔적도 없이 사라집니다. 더 놀라운 일은 험하게 튀어나온 디스크 탈출증일수록 더 잘 없어진다는 것입니다."라고 답했다.

그렇게 답할 수 있는 근거가 뭐냐고? 도쿄의과대 치과대학 정형외과의 고모리 히로미치(小森博達) 박사가 1996년에 발표한 연구[9]를 들여다보자.

고모리 박사, 탈출된 디스크는 어디로 갔소?

고모리 교수는 디스크 탈출증으로 좌골신경통을 앓고 있는 환자 77명을 대상으로 통증 발생 직후(평균 1.8개월 이내) MRI 촬영을 했다.

이 환자들에게 수술을 하지 않고 침상안정, 물리치료, 주사 치료 등의 비수술적 치료를 하면서 수개월 후 MRI를 다시 찍어 탈출된 디스크가 시간이 지나면서 줄어드는지를 보았더니 다음과 같은 놀라운 사실을 관찰했다.

- 77명의 환자 중 49명(63.7%)에서 탈출된 디스크가 저절로 줄어들었다.
- 77명 중 10명(13.0%)에서는 탈출된 디스크가 흔적도 없어 사라졌다.
- 디스크 탈출의 정도가 심하면 심할수록(수핵이 원래 자리에서 이탈된 거리가 멀면 멀수록, **2.2**에서 유형 1보다 유형 3에서) 크기가 더 많이 줄어들었다.

고모리 박사의 연구는 "탈출된 디스크는 수술로 제거해야만 없어진다."라는 의학계의 정설을 뒤집는 결과를 보여주었다. 디스크 탈출증은 허리 디스크가 심하게 손상된 것인데 그렇게 심하게 손상되어도 저절로 아물고 심한 탈출이 더 잘 아문다는 놀라운 사실이 밝혀진 것이다. 허리 디스크가 더는 두루뭉술한 물렁뼈 한덩어리가 아니라 손상을 받아도 스스로 회복할 수 있는 오묘한 생체 구조물이라는 것을 일깨우는 결과였다.

탈출된 디스크가 왜 줄어들까? 수핵이 내포한 수분이 말라서, 즉 젤 형태로 된 방향제가 시간이 지나면서 쭈그러드는 것 같은 과정으로 줄어들게 된다. 우리 몸의 면역 세포가 탈출된

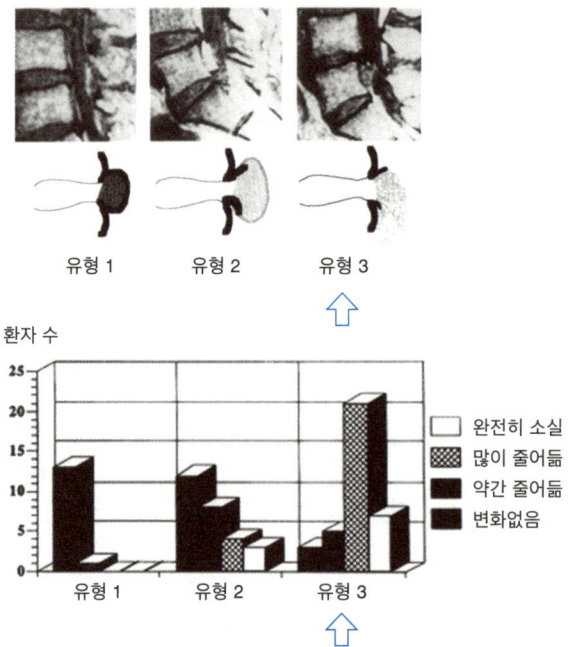

2.2 고모리 박사는 허리 디스크 탈출이 심한 사람들을 탈출 정도에 따라 3가지로 분류하고 1~2년 후에 다시 MRI를 찍어 보았다. 놀랍게도 디스크를 제거하지 않았는데도 불구하고 77명 중 49명에게서 탈출된 디스크의 크기가 줄어든 것을 확인할 수 있었고 10명은 아예 탈출 현상이 완전히 없어진 상태였다. 심하게 탈출된 유형 3(⇧)에서 가장 많이 줄어든 것이 흥미롭다. 앞서 소개한 지우개 줍다가 생긴 박사님의 디스크 탈출도 유형 3이다. 저작권 허가 Wolters Kluwer Health, Inc.

수핵을 흡수하는 것도 중요한 기전이다.

 탈출된 디스크 물질이 쭈그러드는 데 얼마만큼의 시간이 걸리는가? 지금 당장 허리 디스크 탈출증으로 고생하는 사람의 초미의 관심사일 것이다. 고모리 박사의 연구에 따르면 수개월 내에 상당부분 줄어드는 것으로 되어 있다. 더 재미있는 것은 탈출된 디스크 물질의 크기가 줄어들기 전에 이미 허리 통증, 좌골신경통증이 호전되는 양상을 보고하고 있다. 이는 디스크 탈출이 줄어 들기 전에 신경뿌리의 염증이 먼저 줄면서 좌골신경통이 줄어들기 때문이다. 1권 3장의 '더욱더 놀라운 사실, 좌골신경통을 치료하지 않고 쭉 지켜봤더니, 이럴 수가!' 참조.

정리하면 **"탈출된 디스크의 상당 부분은 가만히 내버려 두어도 크기가 줄어 쭈그러들게 되고 감쪽같이 없어지기도 한다. 험하게 튀어나온 디스크 탈출이 더 잘 줄어들고 탈출 크기가 줄기 전에 이미 통증은 호전된다."**라는 것이다.

탈출된 디스크가 사라진 사람을 본 적 있냐고? 식탁에 떨어진 된장 덩어리를 행주로 닦아낸 것처럼 디스크 탈출이 말끔하게 없어지는 경우를 허다하게 본다. 필자의 진료실에 찾아오는 대부분의 환자는 첫 진료 전에 이미 여러 차례 MRI 촬영 검사를 하고 온다. 놀랍게도 단 3개월 만에 커다란 디스크 탈출이 완전히 없어진 경우도 있었다.

시카고재활센터의 프레스 교수가 알려준 배 내밀기 동작

앞서의 고모리 박사는 연구를 위해 디스크 탈출증 환자의 증상이 호전될 때 허리 MRI를 수차례 찍었다. 그러나 우리나라에서 상태가 호전되고 있는 환자에게 "호전된 상태를 확인하기 위해 허리 MRI를 한 번 더 찍어봅시다."라고 하면 "이 의사가 병원 매출 올리려고 하는 거야 뭐야?" 하면서 대부분이 화를 낼 것이다.

디스크 탈출증에 대한 MRI 촬영은 보험이 적용되지 않아 고가(高價)의 검사비를 고스란히 환자가 부담을 해야 하는 까닭이다. 설령 보험회사나 다른 사람이 검사비를 내 준다고 해도 단지 궁금증을 풀기 위해 그 비싼 검사를 한다는 것은 적절하지 않다.

그러다 보니 실제 진료실에서 탈출된 디스크가 줄어든 것을 보는 경우는 처음 디스크 탈출이 있어서 진료를 받을 때 MRI를 한 번 찍고 그 문제가 해결된 후 잘 지내다가 새로 허리 문제가 생겨 다시 MRI를 찍는 경우이다.

필자의 막냇동서가 허리 디스크 탈출증이 생겨 허리, 좌측 다리 통증으로 고생하고 있었다. 마침 시카고 노스웨스턴대학교의 시카고재활센터에서 근골격계 재활 분야 책임자로 있던 조엘 프레스(Joel Press) 박사가 서울대학교병원을 방문했을 때 필자의 막냇동서를 한 번 만나게 했다.

통증이 워낙 심했고 MRI상 디스크 탈출이 크게 보여 필자가 "수술하면 어떨까요?"라고 물었더니 정색하면서 되묻는 것이었다. "친척이라 앞으로 평생 볼 텐데 혹시나 잘못되면 어떻게 하려고 그러나? 섣불리 칼을 대지 말고 약이나, 주사, 운동치료 같은 보존적인 치료를 충분히 해 보게." 하는 것이었다.

늘 친절하기만 하던 프레스 박사의 황당하다는 듯 나무라는

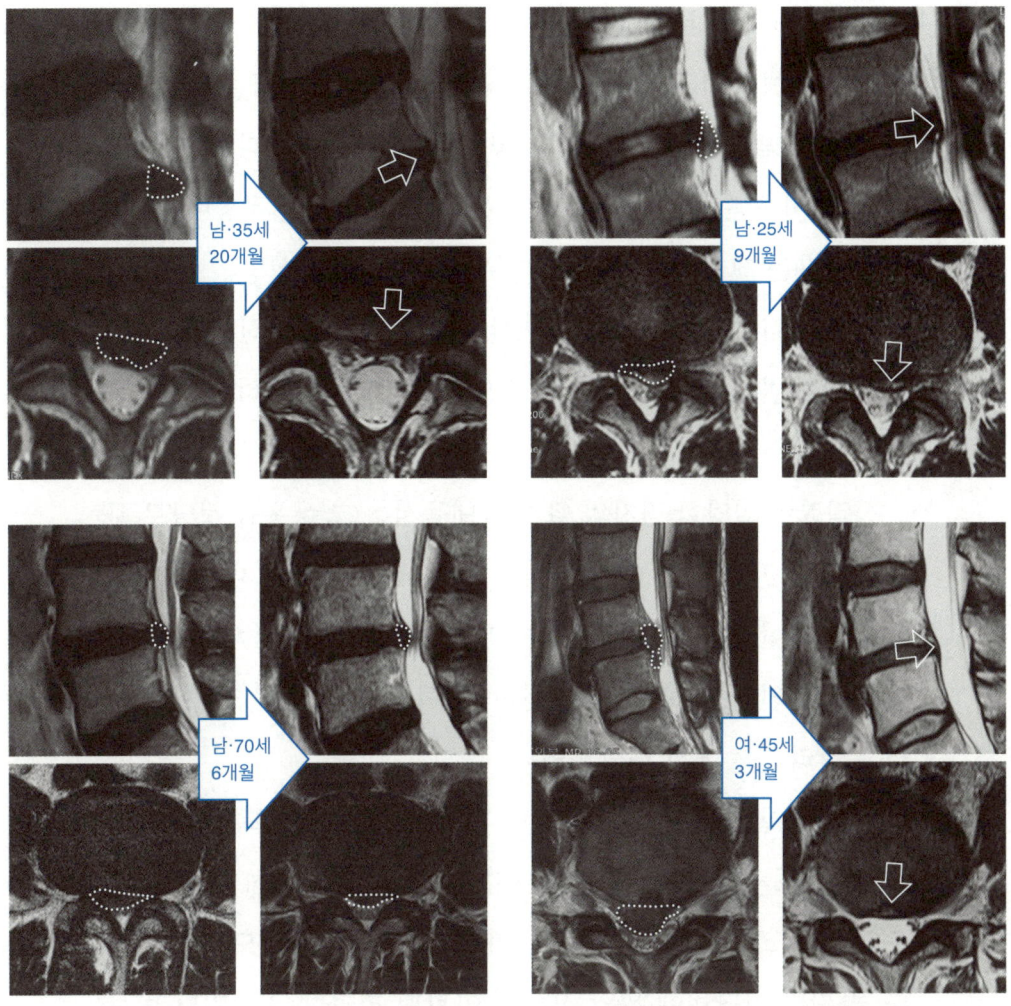

2.3 왼쪽 MRI 영상에서 탈출된 디스크 덩어리(점선 안)가 저절로 사라진(작은 화살표) 오른쪽 영상을 비교한 사진이다. 가운데 큰 화살표 속에 성별, 첫 번째 영상을 찍을 때의 나이, 두 영상 사이의 개월 수를 표시하였다. 행주로 식탁에 묻은 된장 덩어리를 닦아낸 것처럼 탈출된 디스크가 저절로 줄어든 것이다. 왼쪽 위 영상이 필자의 막냇동서의 허리이다. 왼쪽 아래 그림을 보면 70세의 고령에도 6개월 만에 상당히 줄어든 것을 볼 수 있고, 오른쪽 아래 그림에는 3개월 만에 탈출 덩어리가 완전히 없어진 것을 볼 수 있다.

표정이 아직도 잊혀지지 않는다. 여하튼 막냇동서는 프레스 박사로부터 보존적 치료를 위해 허리 운동을 배웠는데, 서서 허리춤에 손을 얹고 배를 내밀었다 넣었다 하는 것이었다. 삽질하다가 허리 아프면 허리를 뒤로 젖히는 동작과 비슷한 운동이었다.

필자는 그 운동의 의미가 무엇인지 모르고 실망의 빛을 감추지 못했다. 그래도 미국서 오신 유명한 교수님이신데 뭔가 좀 특별한 방법을 가르쳐 줄 것으로 알았는데 삽질 후 허리 펴는 동작이라니!

적잖이 실망한 필자와 달리 막냇동서는 그 운동을 정말로 구세주인 양 믿고 매일 매일 열심히 하는 것이었다. 필자에게서 척추 스테로이드 주사 **1권 3장의 '신경뿌리 스테로이드 주사, 질문과 대답(FAQ)' 참조**를 맞은 덕분인지, 그 운동을 열심히 한 덕분인지 한 2~3개월 후부터는 허리 통증에서 해방되었다.

그 후 한 1년 6개월 잘 지내다가 막냇동서는 고속도로에서 추돌 사고를 당했다. 타고 다니던 큰 SUV가 상당히 파손될 정도의 큰 사고였다. 허리 통증이 재발했으나 심한 정도는 아니었다. 하지만 지난번에 워낙 심하게 아팠던 터라 2~3주 기다려 보다가 허리 부위 MRI를 다시 찍어 보았다. 결과는? 식탁에 흘린 된장 덩어리를 행주로 닦아낸 듯 1년 6개월 전에 터져 나왔던 디스크 물질이 사라진 것이었다 **2.3의 왼쪽 위 영상 참조**.

우연히 막냇동서를 만나 사람들이 스스로 허리를 건강하게 하는 방법을 담은 책을 쓰고 있다고 하면서 맥켄지 동작을 이야기해 주었더니 "그거 오래전에 프레스 교수한테서 배운 건데요." 하는 것이었다. 그때 내가 실망스러워했던 그 배 내미는 동작이 바로 맥켄지의 신전운동이었던 것이다.

맥켄지의 운 좋은 발견

1956년 뉴질랜드의 물리치료사였던 로빈 맥켄지(Robin McKenzie)에게 스미스라는 중년 남성이 찾아왔다(스미스는 영어권에서 대표적인 남성 이름이다. 우리로 치면 '홍길동'인 셈이다). 그는 심한 오른쪽 허리 통증과 오른쪽 좌골신경통으로 고생하고 있었다. 맥켄지는 그를 3주간 치료했으나 통증이 좋아지지 않았다.

스미스는 허리를 앞으로 구부릴 수는 있는데 뒤로 젖히면 통증이 너무 심해지는 상태였다. 하루는 스미스가 치료를 받으러 왔을 때 맥켄지가 다른 환자를 치료하고 있었기 때문에 다른 방에 가서 치료 테이블에 엎드려 있으라고 했다. 한 10분 후 치료를 마무리하고 스미스를 보러 간 맥켄지는 깜짝 놀랐다. 자신이 엎드려 있으라 했던 테이블의 한쪽이 세워져 있었고 스미스는 그 위에 허리를 뒤로 활처럼 젖힌 채 엎드려 있었던 것이다 **2.4 참조**.

당시의 의학적 상식으로는 허리를 뒤로 젖혀 요추전만이

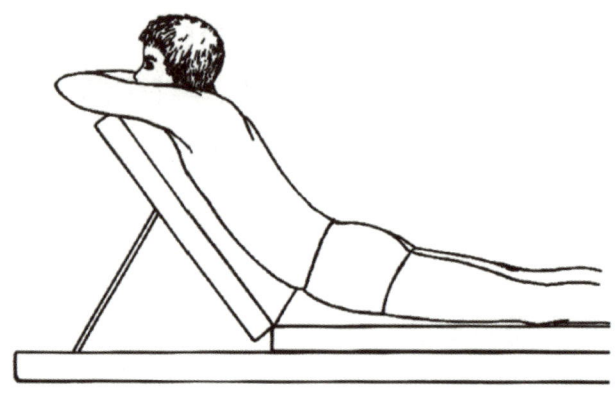

2.4 낫지 않는 좌골신경통으로 고생하던 스미스는 침대 상단이 세워져 있음에도 엎드려 있으라는 말을 충실히 따랐다. 뒤늦게 이를 발견한 맥켄지는 가슴이 철렁 내려 앉았지만 낫지 않았던 좌골신경통이 감쪽같이 사라지는 것을 보고 맥켄지 신전운동을 고안하게 되었다.[10] 저작권 허가 Elsevier

강조되는 것이 허리 통증의 가장 중요한 원인으로 알려져 있었기 때문에 맥켄지는 순간 "아, 의료사고구나!" 하는 생각을 하면서 아주 조심스럽게 "스미스 씨, 괜찮으세요?"라고 물었다. 스미스는 기분 좋은 목소리로 "아주 좋아요. 다리 통증이 모두 없어졌어요." 하는 것이었다.

이 경험을 바탕으로 이론을 개발해 발표한 운동법이 바로 맥켄지 신전운동이다. 이는 그간 허리운동의 대명사였던 윌리엄스의 굴곡운동과 확연한 대조를 이룬다.

맥켄지 운동이 소개된 지 꽤 오랜 시간이 흘렀는데도 여전히 널리 사용되지는 않는다. 이는 아마도 맥켄지가 단순한 신전운동의 효과만 주장한 것이 아니라 허리 통증 전체를 세 가지

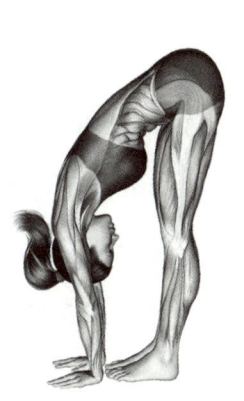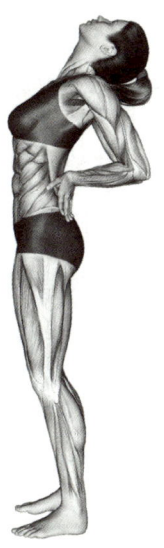

2.5 허리의 신전과 굴곡. 오른쪽 그림과 같이 허리를 뒤로 젖히는 것을 신전(伸展), 왼쪽 그림과 같이 앞으로 구부리는 것을 굴곡(屈曲)이라 한다. 신전은 허리에 좋고 굴곡은 아주 나쁘다.

종류로 분류하고 그 분류에 따라 각기 다른 동작을 처방하고 있는데 필자를 포함한 많은 임상가와 연구자가 동의하지 않고 있기 때문으로 생각된다. 맥켄지를 추종하는 학자들은 맥켄지가 창시한 단계적 진단 과정을 사용하지 않고 단지 신전동작만 가르칠 때는 '맥켄지'라는 말을 쓰지 말라고 할 정도이다.[10] 필자도 『백년허리』 초판 발행 후 많은 환자를 만나면서 **'맥켄지'가 중요한 것이 아니라 신전이 중요하고 요추전만이 중요하다**는 결론에 도달하였다. 이것이 개정증보판의 가장 중요한 포인트 중 하나이다.

맥켄지 운동이 널리 사용되지 않는 가장 큰 이유는 신전동작뿐만 아니라 **극도의 굴곡동작도 포함**하기 때문이다. 맥켄지는 신전동작 때 방사통이 오히려 심해지는 환자를 '굴곡선호' 환자로 분류하여 허리를 엄청나게 굴곡하도록 했던 것이다. 그러나 '굴곡선호' 환자들은 굴곡을 선호하는 것이 아니라, **디스크 탈출이 너무 크고 신경뿌리 염증이 심하여 신전동작에서 방사통이 극심해 신전을 기피하는 것**이다. 이런 경우 굴곡을 많이 하면 당장은 방사통이 줄어들지만 결국은 후방 섬유륜의 손상과 디스크 탈출을 더 심하게 된다. **굴곡은 옳지 않은 방향**이다.

맥켄지 동작으로 더 아플 때 — 맥켄지보다 신전!

필자가 5년 전 출판한 『백년허리』 초판에서 맥켄지 동작을 소개하여 많은 요통 환자에게서 '도움을 많이 받았다'는 말씀을 들었다. 그러나 맥켄지 동작을 따라하면서 통증이 더 심해져서 고생했다는 환자도 간혹 있었다. 맥켄지 동작으로 요통이 심해지는 경우는 크게 세 가지이다.

첫째, **신전동작을 하면 허리 가운데가 뻐근하게 아프다가 그대로 유지하면 통증이 금방 잦아들어 아프지 않게 된다**. 이는 찢어진 후방 섬유륜이 다시 붙는 통증이다. 벌어졌던 상처가 붙으면서 통증이 생기는 것이므로 좋은 통증이다. 뻐근함을 참고 신전자세를 유지하면 허리가 낫게 된다. 이 통증을 나쁜 것으로 여겨 허리를 구부리는 스트레칭을 계속 하는 분들은 요통의 강도가 점점 더 강해진다. 신전동작을 하고 있을 때 **허리 가운데 통증이 저절로 줄어들지 않고 더 심해지는 경우**가 가끔 생긴다. 이런 경우는 **신전의 각도가 너무 커 후방관절에 스트레스가 가해지는 상황이므로 신전을 좀 줄이면 된다.**

둘째, **신전동작을 하면 허리에서 다리로 뻗치는 방사통이 극심해진다.** 바로 맥켄지가 분류한 '굴곡선호' 환자이다. 실제로는 굴곡을 선호하는 것이 아니라 신전을 하면 방사통이 심해 **신전을 기피하는 것**이다. 굴곡하면 당장은 편하지만 디스크 탈출을 더 크게 만들게 된다. 맥켄지 시대에는 방사통이 왜 생기는지도 몰랐고 수술을 해서 탈출된 디스크 덩어리를 제거하는 방법밖에 없었기 때문에 궁여지책으로 만든 것이 맥켄지의 굴곡동작이었다. 그러나 디스크 탈출이 어떻게 방사통을 일으키는지 1권 3장의 '신경뿌리 속의 희한한 짐승 배측신경절' 참조를 명확하게 알게 된 지금은 신전동작에서 방사통이 심해지는 경우 **신경뿌리의 염증을 적절히 감소시킨 다음** 신전동작을 가능케 한다.[11] 따라서, **신전운동을 할 때 방사통이 심해지면 전문의를 찾아 염증 치료를 받고 나서 계속 하면 된다.**

셋째, 신전동작보다 맥켄지 운동에 더 강한 애착을 보여 **맥켄지 굴곡 동작도 열심히 따라한 경우**이다. 허리를 구부리면 후방 섬유륜이 찢어지고, 수핵이 디스크 밖으로 탈출되는 힘을 받는다. **맥켄지 운동을 무조건 따라 하면 안되는 이유**이다.

 맥켄지 보다 신전이다. 맥켄지 운동이 중요한 것이 아니라 **신전동작**이 중요하다는 것을 명심하자. **신전은 좋고 굴곡은 아주 나쁘다. 신전은 허리를 살리고 굴곡은 허리를 망친다**. 그 이유를 알기 위해 다음 절을 읽어 보자.

신전동작이 허리 디스크에 미치는 신통한 효과

허리 디스크는 물방석처럼 허리 움직임에 따라 수핵이 왔다 갔다 한다. 허리를 구부리면 수핵이 뒤로 가고, 허리를 뒤로 젖히면 수핵이 앞으로 간다 **2.6 참조**.

 허리를 굴곡 방향으로 구부리면 수핵이 뒤로 밀리면서 후방 섬유륜에 압박을 가한다. 아주 세게 밀거나, 약한 힘이라도 반복적으로 밀거나, 오래 밀면 수핵의 압박으로 섬유륜이 찢어진다 **1.6 참조**. 디스크가 찢어지는 통증이 생기게 되는 것이다. 여기서 멈추지 않고 수핵을 뒤로 더 밀면 후방 섬유륜이 모두 찢어져 수핵이 디스크 밖으로 탈출된다. 디스크 탈출증이다. 다리로 뻗치는 방사통, 좌골신경통으로 눈앞이 캄캄해진다 **1권 3장의 '허리 디스크 탈출증이 번개라면 좌골신경통은 천둥' 참조**. **수핵이 뒤로 밀리는 것이 허리 통증의 근본 원인인 것**이다.

 허리를 뒤로 젖히면 수핵이 앞으로 밀리면서 전방 섬유륜

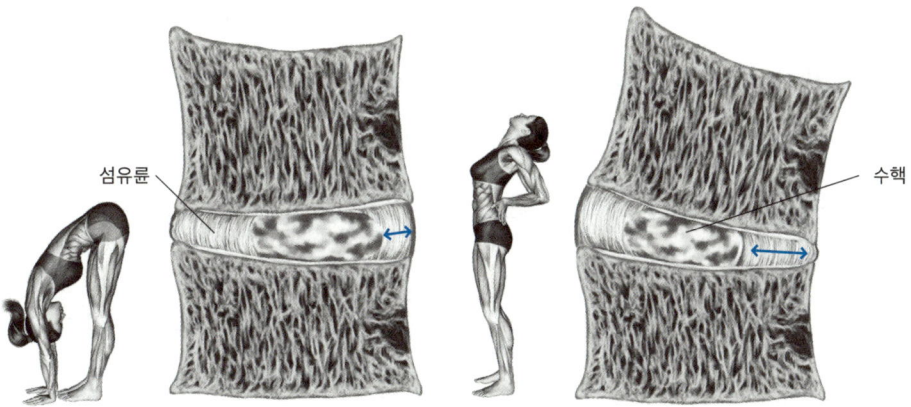

2.6 왼쪽은 허리를 앞으로 구부린 것이고 오른쪽은 허리를 뒤로 젖힌 상태이다. 허리를 앞으로 구부리면 수핵이 뒤로 밀리면서(화살표) 후방 섬유륜의 두께(양방향 화살표의 길이)가 훨씬 얇아져 찢어질 가능성이 높아진다. 이에 비해 허리를 뒤로 젖히면 수핵이 앞으로 밀리면서(화살표) 후방 섬유륜의 두께가 훨씬 두꺼워진다. 후방 섬유륜 손상이나 수핵 탈출의 가능성이 줄어든다.

의 폭은 좁아진다. 그와 동시에 **후방 섬유륜은 더 두꺼워지고 찢어진 부분이 서로 맞닿아 붙는다** 2.7 참조. 찢어진 후방 섬유륜을 붙일 수 있는 절호의 기회가 되는 것이다. 수핵이 앞으로 밀려 전방 섬유륜이 찢어질 걱정은 안해도 된다. 전방 섬유륜은 후방 섬유륜보다 원래 더 두껍게 만들어져 있기 때문이다.

허리를 뒤로 젖히는 것이 **신전**, 앞으로 구부리는 것이 **굴곡**이니 **신전은 좋고 굴곡은 아주 나쁜** 것이다.

허리를 신전하는 동작은 수핵을 앞쪽으로 밀고 후방 섬유륜을 두껍게 하며, 후방 섬유륜에 생긴 상처를 서로 맞붙게 해

준다. 따라서 수핵이 뒤로 밀리면서 후방 섬유륜을 손상시키는 것과 후방 섬유륜을 찢고 뒤쪽으로 튀어나가는 디스크 탈출증을 막아 주고 되돌려 주는 역할을 하게 된다. 따라서 **신전동작은 건강한 디스크를 더 튼튼하게 만들고 손상이 있는 디스크를 치유**하게 된다.

동작은 단순한데 디스크에 그토록 이로운 작용을 하므로 허리 아픈 사람이 하지 않을 이유가 없다. 지금 허리가 아프거나 좌골신경통이 있거나 과거 허리로 고생한 경험이 있어 요통 재발이 걱정되는 사람이라면 하루 중 자주 자주 신전운동을 할 필요가 있다.

신전동작, 신전자세 그리고 요추전만

허리 아픈 환자에게 신전동작을 가르쳐 주면 "아, 뒤로 젖히니 시원하네요. 얼마나 자주 해야 하나요? 하루에 몇 번이나 해야 하나요?"라고 묻는다. 디스크 속의 수핵을 가장 안전한 곳으로 보내고, 찢어지기 쉬운 후방 섬유륜을 두껍게 만들어 보호하는 신전 동작은 **자주 할수록 좋다.**

그렇다면 그토록 허리에 좋은 신전동작을 최대한 자주 할 방법은 없을까? 당연히 있다. 바로 신전 상태에서 구부리지 않는 것이다. 허리를 뒤로 젖힌 **신전자세를 그대로 유지**하는 것이다.

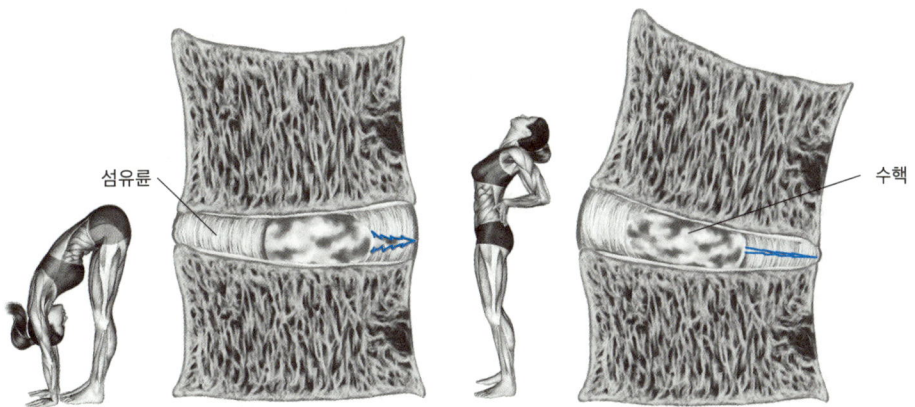

2.7 왼쪽은 후방 섬유륜이 찢어져 상처가 벌어진 모습이고 오른쪽은 허리를 신전하여 상처가 서로 붙은 모습이다. 왼쪽의 상태에서 오른쪽 상태로 가는 것이 신전동작이고 오른쪽 상태를 유지하는 것이 신전자세이다. 오른쪽 그림과 같이 후방 섬유륜의 상처가 서로 맞붙을 때 허리에 뻐근한 느낌이 온다. 아주 좋은 통증이다.

허리를 뒤로 펴서 젖히는 과정이 **신전동작**이고, 신전한 상태 그대로 유지하는 것이 **신전자세**이다.

 손가락을 칼에 베이면 벌어진 상처를 잘 오무려 붙이고, 일단 붙은 상처가 다시 벌어지지 않도록 반창고를 붙여 두면 시간이 지나면서 상처가 아물게 된다. 허리 디스크 손상도 마찬가지다. 찢어진 후방 섬유륜의 상처를 잘 오무려 붙이고, 서로 맞붙은 상처가 다시 벌어지지 않도록 하면 잘 아물게 된다. **상처를 오무려 붙이는 과정이 신전동작이고, 서로 맞붙은 상처를 다시 벌어지지 않도록 하는 것이 신전자세이다**[2.7 참조].

 흠… 신전 자세라…. 어디서 많이 본 모양인데? 바로 **요추**

전만 곡선이다^{1.1 참조}. **신전동작은 요추전만을 만드는 것이고, 신전자세는 확립된 요추전만을 유지하는 것**이다. 허리 아픈 사람에게 요추전만이 기독교인의 예수, 불교도의 석가모니, 이슬람교도의 마호메트와 같은 이유이다 ^{1권 1장의 '요통이란 무엇인가' 참조}.

요추전만과 허리 디스크의 상부상조(相扶相助)

요추전만은 중력을 이겨 내고 허리를 곧게 세우는 직립(直立)자세와 관계가 아주 깊다. 아기는 요추전만 없이 태어나 점점 자라면서 앉고 서기를 시작할 때 요추전만이 발달한다.

　진화 과정에서도 요추전만과 직립자세의 떼려야 뗄 수 없는 관계를 볼 수 있다. 원숭이나 고릴라에게 인간과 매우 흡사한 유전적 특성이 있지만 직립이족보행(直立二足步行)을 하는 인간만이 요추전만을 가지고 있다. 어릴 때부터 두 발로 걷도록 훈련된 일본 원숭이에게서 요추전만이 관찰되고,[12] 심지어 실험 쥐도 석 달 동안 상체를 들어 올려 두 발로 걷게 했더니 요추전만이 생기는 것[13]을 보면 요추전만이 직립보행에 얼마나 중요한 역할을 하는지 알 수 있다. 사람은 요추전만이 있어 자기 체중의 세 배에 가까운 무게를 번쩍 들어올릴 수 있지만, 요추전만이 없는 고릴라는 자기 체중의 반 밖에 들어올리지 못한다[14]고 하니 **요추전만이야 말로 인간을 인간답게 만드는 가장 중요한**

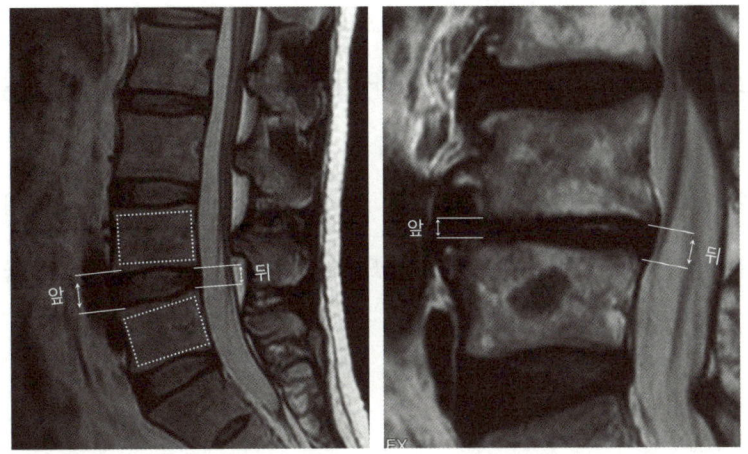

2.8 왼쪽이 정상적인 요추전만 곡선을 이루는 척추뼈와 디스크의 모습이다. 자세히 보면 척추뼈는 모두 직사각형(점선 사각형)으로 요추전만 곡선을 만드는 데 전혀 기여하지 못한다. **앞이 높고 뒤가 낮은 디스크의 모양(앞뒤쪽 화살표) 덕분에 요추전만 곡선이 생기는 것**이다. 오른쪽은 다른 디스크는 비교적 건강한데 L4-5 디스크만 심하게 손상된 환자의 MRI 영상이다. 손상된 디스크를 사이에 둔 두 개의 척추뼈는 요추전만을 완전히 잃고 오히려 요추후만이 되어 있는 모습을 볼 수 있다. 디스크 손상의 최후는 요추전만의 소실이다.[17]

척추의 특성이라 볼 수 있다.

    요추전만은 수핵을 앞으로 밀어 척추 디스크를 보호하고, 척추뼈를 아치형으로 배열하여 기계적인 강도를 크게 높일 수 있다.[1] 이토록 고마운 요추전만을 지키는 것은 바로 허리 디스크이다.[15] **2.8**을 보면 요추전만을 만드는 것은 직사각형으로 생긴 척추뼈가 아니라 앞은 높고 뒤가 낮은 허리 디스크의 모양 때문인 것을 알 수 있다. 실제로 인간의 요추전만 곡선을 완성하는데 척추뼈의 모양은 10%, 디스크의 모양은 90%가 기여하는 것으로 알려져 있다.[16] 디스크가 많이 망가져 이런 모양을 잃으면 그 척추 분절의 요추전만은 소실되어 버린다 **2.8 오른쪽 그림 참조**.

요추전만은 아치형 구조로 디스크를 보호하는 반면에 디스크는 앞은 높고 뒤는 낮은 모양으로 요추전만을 지킨다. 아름다운 상부상조이다.

요점 정리

1   허리 디스크가 탈출되었다고 반드시 수술해서 떼어낼 필요는 없다.

2   수술해서 떼지 않아도 좋은 자세를 지속하면 1년 6개월, 또는 2년 후면 저절로 줄어들거나 없어진다.

3   신전동작으로 신전자세를 만들어 유지하라. 요통이 심하거나 허리 디스크 손상으로 고생하는 사람의 손상된 디스크를 잘 아물게 하는 좋은 자세이다.

4   신전자세가 바로 요추전만이다. 요추전만은 디스크 손상과 디스크 탈출을 예방하고 치유하는 디스크의 수호천사이다.

5   요추전만 곡선을 가능케 하는 것은 디스크이다. 건강한 디스크가 요추전만 곡선을 만들고 요추전만 곡선이 디스크를 보호한다.

3장

진화의 축복 좌골신경통, 디스크 탈출 경고장

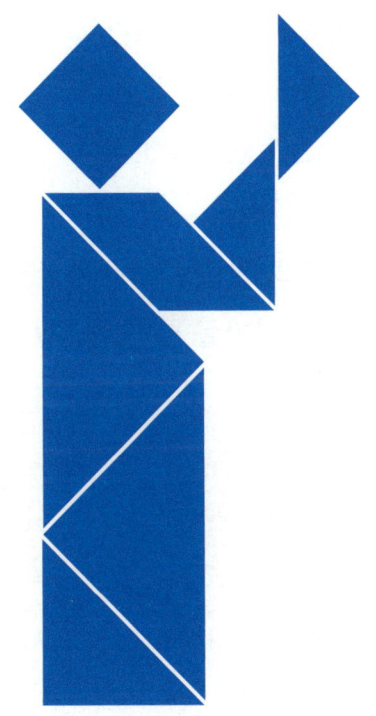

나는 다리 뒤만 땅기고 허리는 하나도 아프지 않다고!

건축 일을 하는 중년 남성이 병원을 찾아왔다. 두 달 전부터 엉덩이가 좀 아프더니 허벅지 뒤가 땅기면서 종아리가 아프다고 한다. 요즘 들어 점점 심해져 발짝을 디딜 때마다 아파서 병원을 찾았다고 했다 **3.1 참조**.

"어떻게 아프신지 느낌을 좀 알려주세요."
"근육이 땅기는 듯하면서 이상한 느낌입니다."
"혹시 중고등학교 때 벌로 토끼뜀을 뛴 다음 날이나 그다음 날 종아리에 알이 밴 듯한 통증인가요?"
"예, 바로 그런 통증입니다. 손들고 벌을 오래 서고 나서 어깨 근육이 아픈 것 같은 통증이랄까."

전형적인 디스크 탈출로 발생한 좌골신경통 양상이다. 상황을 확인하기 위해 환자를 테이블에 눕게 한 다음 다리와 허리 검사를 했다.

"아, 허리 디스크 탈출로 나타나는 통증일 가능성이 높습니다. 지금 통증이 심하고 한 달이 훨씬 지났는데도 호전되지 않고 더 심해지므로 허리 엑스선 사진과 MRI 검사를 해 보는 것이 좋겠습니다."

"아니? 나는 다리가 아파서 왔어요. 허리는 하나도 아프지 않은데 왜 허리 검사를 합니까?"

이런 상황이 되면 대화가 길어질 각오를 해야 한다. 먼저 정공법으로 설명한다.

"허리에 있는 물렁뼈인 척추 디스크에 탈출증이 생기면 다리로 가는 신경뿌리를 건드리게 되고 그 부분이 워낙 예민한 곳이라 허리보다는 다리가 훨씬 더 아프게 느낍니다."
"그래도 허리는 하나도 아프지 않은데요?"
"댁이 어디세요?"
"신사동입니다."
"그럼 영동 전화국의 기계가 고장 나면 전화국이 불편해집니까, 신사동 주민이 불편해집니까?"
"그야, 주민이 불편해지겠지요."
"바로 그겁니다. 환자 분 허리가 전화국이고 다리가 주민입니다. 그런 경우 댁에 있는 전화기를 고쳐야 합니까? 전화국의 기계를 고쳐야 합니까?"
"전화국의 기계를 고쳐야겠지요."
"예, 제가 지금 집 전화기에는 이상이 없는지 확인을 했으니 전화국의 기계에 이상이 있는지 검사를 좀 더하고 다시 뵙지요."

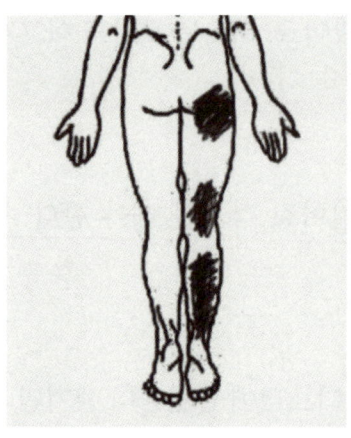 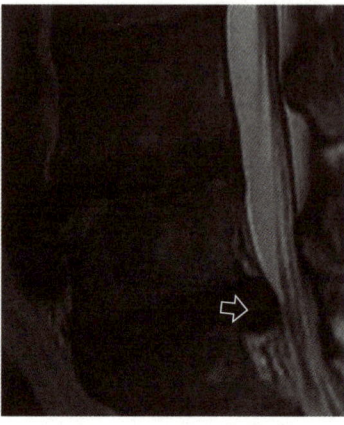

3.1 5번 요추와 1번 천추 사이 디스크가 탈출(화살표)된 환자의 MRI 영상(오른쪽 사진)과 그 환자가 통증을 느끼는 위치를 직접 손으로 그린 그림(왼쪽 그림). 허리 속의 디스크가 찢어져 수핵이 밖으로 튀어 나왔으나 허리는 전혀 아프지 않고 다리만 아픈 양상을 보인다.

허리 디스크 탈출증, 고장 난 곳은 허리인데 아프기는 다리가 더 아프다. 이 다리 아픈 통증이 바로 좌골신경통이다.

허리 디스크 탈출증이 번개라면 좌골신경통은 천둥

엉덩이로부터 허벅지를 지나 무릎 아래까지 뻗어나가는 독특한 양상의 통증이 좌골신경통이다. 좌골신경통의 '좌'는 왼 좌(左)가 아니라 앉을 좌(坐)이다. 의자에 앉을 때 의자에 닿는 엉덩이뼈를 '좌골(坐骨)'이라고 한다. 좌골 옆을 지나가는 신경이 좌골신경인데 좌골신경통은 통증이 좌골신경(坐骨神經, sciatic nerve)을 따라 가는 양상이라 붙은 이름이다. 영어로는 '사이애티카(sciatica)'라고 한다. 허벅지 뒤쪽과 종아리가 무지막지 땅기는, 괴롭디 괴로운 통증의 원인이 디스크 탈출증 때문이라는 것을 몰랐던 시기에 붙인 이름이다. 요즘은 디스크 탈출증과 비슷한 의미로 사용된다.

좌골신경통은 좌골신경이 잘못되어 생기는 것이 아니라 허리 디스크 탈출 때문이라는 것을 알게 된 것은 언제부터일까? 1934년 미국 보스턴의 신경외과 의사 윌리엄 제이슨 믹스터(William Jason Mixter)와 조지프 바(Joseph S. Barr) 박사가 세계 최고의 의학잡지인 〈뉴잉글랜드 의학 저널(New England Journal of Medicine)〉에 다음과 같은 내용의 사례를 포함하여 18명의 좌골신경통 환자의 수술적 치료 결과를 보고[18]하였다.

"스키를 타다가 충격을 받아 심한 좌골신경통이 발생한 청년의 허리뼈를 열어 보니 **3.2**와 같이 둥그렇게 튀어나와 허리 신경뿌리를 누르고 있는 혹 같은 것이 있더라. 이 혹을 제거했더니 그 환자가 며칠 만에 아무런 통증 없이 걷고 일상생활을 하게 되더라."

허리 디스크가 탈출되면 다리가 땅긴다는 사실을 인류가 알게 된 것이 100년도 안 된 것이다.

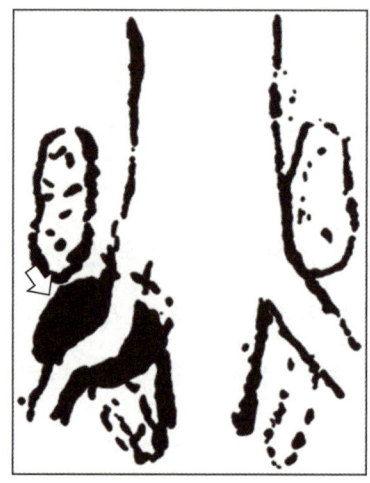

3.2 믹스터와 바 박사가 최초로 좌골신경통 있는 환자의 허리를 수술하여 발표한 의학잡지의 제목 부분(위)과 수술 소견(아래).[19] 수술 소견에는 신경뿌리를 누르는 혹 같은 것이 검은색으로 표시(화살표)되어 있다. 저작권 허가 Wolters Kluwer Health, Inc.

좌골신경이 분포하는 부위(엉덩이, 허벅지, 하퇴, 때로는 발까지)에 뻗쳐 나가는 통증인 좌골신경통은 허리 디스크 탈출 때문에 생기는 것이다. **뻗쳐 나가는 통증이라 방사통(放射痛, radiating pain)**이라고도 한다. 따라서 **'허리 디스크 탈출증'**이 번개라면 **'좌골신경통'** 혹은 **'방사통'**은 천둥에 해당하는 것이다. 이제는 많은 경우 좌골신경통, 방사통과 디스크 탈출증이 같은 뜻으로 사용되기도 한다.

천둥소리 살펴보기

디스크 탈출이라는 번개가 칠 때 따라 나오는 좌골신경통 혹은 방사통은 어떤 양상인가? 전형적인 방사통(좌골신경통)은 허리에서 통증이 시작하여 엉덩이를 지나 허벅지, 종아리, 발로 내려가는 양상을 보인다. 그 통증의 느낌이 아주 기기묘묘(奇奇妙妙)하다. 살다 보면 칼에 손가락을 베일 때도 있고, 바늘에 찔리기도 하고, 누구한테 멍이 들도록 얻어 맞기도 하지만 방사통(좌골신경통)과 비슷한 통증을 겪는 경우는 매우 드물다. 평생 처음 겪어 보는 통증이다.

- 피부가 저리다. 전기 오는 느낌이다.
- 근육 속이 뻐근하다. 땅기는 느낌이다.
- 다리 근육이 뭉치는 듯한 느낌이다.
- 다리, 종아리, 발가락에 쥐가 잘 난다.
- 근육이 저절로 툭툭 뛴다.
- 뼈가 곪는 듯 아프다.
- 발목에 있는 복숭아뼈가 따갑다.

그 외에도 허리, 다리, 무릎, 발목, 발뒤꿈치 등 다양한 부위에서 방사통(좌골신경통)을 느낄 수 있다. 때로는 무릎관절염과 방사통을 감별하기 어려울 때도 많고, 엉덩이관절의 문제처럼 방사통이 느껴지는 경우도 매우 흔하다.

허리에 있는 신경뿌리에는 다리에서 오는 모든 감각신경섬유가 모인다. 피부, 근육, 뼈 등에 분포하는 감각신경이 모두 모이는 곳이 신경뿌리이다. 이 신경뿌리에 문제가 생기니 각종 다양한 느낌의 통증이 생기는 것이다. 평생 처음 느껴 보는 기기묘묘한 통증이다.

방사통(좌골신경통)을 느끼는 부위는 다음과 같다 **3.3 참조**.

○ 허리, 엉덩이, 허벅지, 종아리를 거쳐 발까지 뻗쳐 간다.
○ 허리는 아프지 않은데 엉덩이 혹은 허벅지만 아프다.
○ 다른 데는 아픈 곳이 없는데 종아리나 발바닥만 아프다.
○ 사타구니, 회음부가 아프다.

탈출증의 정도에 따라 통증이 느껴지는 상황이 달라진다. 탈출증이 심하지 않으면 대부분의 경우 별로 아프지 않다가 특정 자세(예: 앉아 있다 일어서는 자세)에서 강한 통증을 느끼는 양상을 보인다. 대부분의 디스크 탈출증은 일어서면 더 심한 방사통(좌골신경통)을 느끼고 누우면 좋아진다. 자세와 상관 없이 늘 극심한 통증을 느낀다면 디스크 탈출이 아주 큰 경우이다. 그렇지만 특정한 자세(예: 허리를 약간 구부려 모로 눕는 자세)에서는 전혀 아프지 않게 견딜 수 있는 경우가 많다.

다리 근육이 저절로 툭툭 뛴다거나, 발목, 발가락에 쥐가 잘

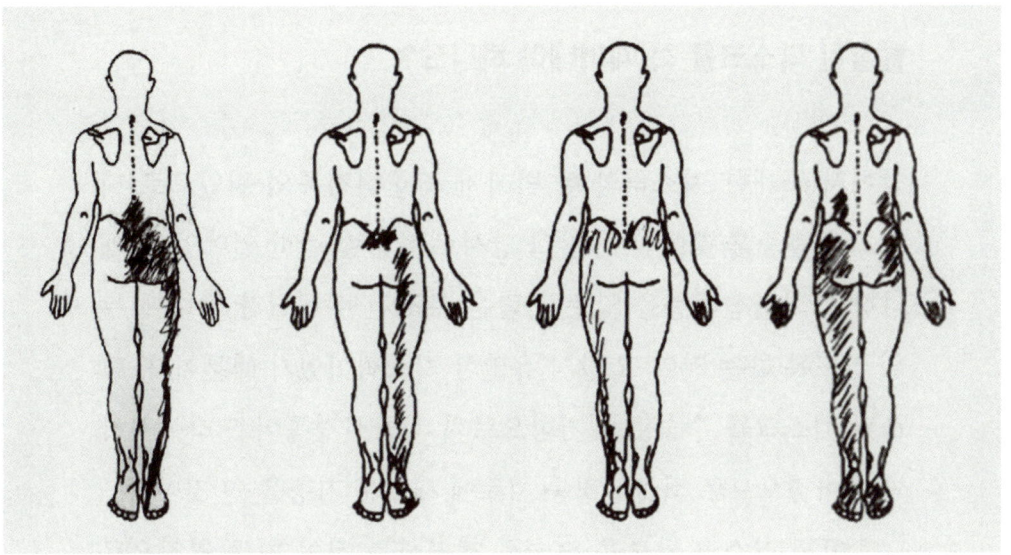

3.3 필자의 진료실에서 좌골신경통 환자가 아픈 부위를 손으로 직접 그린 전형적인 좌골신경통 통증 그림이다.

나는 것도 방사통(좌골신경통)의 증상 중 하나이다.

디스크 탈출증이 아주 심하면 허리 수술이 필요할 때가 있다. **디스크 탈출이 아주 커서 신경뿌리의 여러 다발을 강하게 압박하면 무릎이나 발목 근육의 힘이 빠질 수 있다. 힘이 약간 빠지거나, 힘이 빠졌다가 회복되는 양상을 보이면 더 기다려 볼 수 있지만 힘 빠짐이 점점 더 진행하고 돌아오지 않는 경우는 수술을 받아야 한다. 양쪽 다리에 힘이 빠지면서 대소변 장애가 생긴다면 응급실을 찾아 응급 수술을 받아야 한다. 근육 약화나 대소변 장애 없이 통증만 있다면 수술이 필요한 경우는 드물다. 그 이유는 다음 절(節)에서 설명한다.**

탈출된 디스크를 꼭 떼어내야 하나요?

앞에서 소개한 믹스터와 바 박사가 좌골신경통의 원인으로 디스크 탈출증을 찾아낸 것은 그 당시로는 놀랄 만한 일이었다. 왜냐하면 좌골신경통을 앓는 사람은 무조건 수개월간 침대에 누워 있도록 하는 것이 그 당시 유일한 치료법이었기 때문이다. 탈출된 디스크를 수술로 제거함으로써 좌골신경통이 드라마틱하게 좋아졌으므로 좌골신경통 치료에 새로운 지평을 연 것이다.

이후 디스크 탈출은 수술로 제거하는 것이 치료 원칙으로 되었고 1980년대 말 MRI가 본격적으로 도입되면서 더욱더 성행하게 된다. 허리뼈 속까지 훤히 보여 주는 MRI를 찍게 되면 디스크가 찢어지면서 수핵이 탈출되어 신경뿌리를 누르고 있는 것이 확연하게 보이므로 누가 봐도 제거를 해야만 할 것 같은 생각이 들기 마련이다.

요즘도 진료실에서 MRI 검사 후 영상을 보여 주며 "이렇게 디스크가 탈출되어 신경뿌리를 건드리고 있습니다."라고 설명하면 "헉, 그럼 수술을 해야 하나요?"라고 단번에 겁을 먹는 환자가 드물지 않다.

그러나 혹처럼 튀어나온 디스크 탈출 물질을 수술로 제거해야만 한다는 믹스터와 바 박사의 주장에 의문을 품게 되는 수수께끼 같은 현상이 관찰되었는데 이들 수수께끼는 1990년대 들어 하나둘 풀리기 시작했다. 어떤 수수께끼였을까?

디스크 탈출증을 둘러싼 수수께끼들

수수께끼 하나, "기뻐도 나오고, 슬퍼도 나오고, 매워도 나오는 것은?" 답은 눈물이다. 이런 수수께끼가 디스크 탈출증과 좌골신경통에도 한동안 존재했다.

"디스크가 탈출하여 그 탈출된 덩어리가 신경뿌리를 눌러 좌골신경통이 생긴다. 따라서 탈출된 물질을 제거해야만 해결된다."라는 디스크 치료의 금과옥조 같은 원칙인데 여기에 의문을 갖게 하는 현상이 관찰되었던 것이다. 그 수수께끼 같은 현상을 나열해 보니 다음과 같았다.

- 생전에 좌골신경통을 앓은 적 없었던 사체를 부검했더니 40% 정도에서 디스크 탈출이 관찰되었다.[20]
- 허리 통증이 없는 정상인을 대상으로 척수 조영 검사를 했더니 35%에서 이상 소견을 보였다.[21]
- 좌골신경통이 없는 정상인의 허리 MRI를 보니 60%에서 디스크 탈출이 있었다.[22]
- 탈출된 디스크가 쭈그러들기 전에 좌골신경통이 이미 없어졌다.[23]
- 신경뿌리를 압박하는 확연한 디스크 탈출이 없는데도 좌골신경통이 심했다.[23]
- 좌골신경통이 있어 큰 디스크 탈출을 제거했는데도 통

증은 계속되었다.[23]

디스크가 탈출하여 좌골신경통이 생기는데 **디스크 탈출이 신경뿌리를 압박해도 안 아플 때가 있고 압박을 안 해도 아플 때가 있더라?** 수수께끼 같은 일이 아닐 수 없었다. 탈출된 디스크가 신경뿌리를 물리적인 힘으로 압박하기 때문에 좌골신경통이 생긴다는 1934년부터 이어온 확고한 믿음에 의문이 생기기 시작한 것이다.

디스크 탈출 수수께끼에 관한 대가들의 논쟁

'탈출된 디스크가 신경뿌리를 누르기 때문에 좌골신경통이 생기므로 탈출된 디스크를 수술로 제거해야 한다'라는 주장이 나온 지 10여 년이 지나면서 의학의 대가들이 치열한 논쟁을 벌인다. 이 흥미진진한 논쟁은 필자가 2017년 출판한 『백년목』 4장에 상세히 기술하였다. 요약하면 아래와 같다.

캘리포니아주립대학교 샌프란시스코캠퍼스(UCSF)의 정형외과 과장 번 인먼(Verne T. Inman) 교수와 호주의 류머티즘 전문의 마이클 켈리(Michael Kelly) 박사가 '신경뿌리가 눌려 방사통이 생긴다는 주장을 믿지 못하겠다'는 내용의 논문을 1947년[24]과 1956년[25]에 각각 발표하였다. 디스크 탈출증과 좌골신경통의 관계에 대해 강한 반론을 제기한 이유는 디스크 수술을 해도 좌골신경통이 해결되지 않는 경우도 많고 수술을 하지 않아도 저절로 낫는 경우가 많았기 때문이었다.[24]

이에 대응하여 영국 리즈대학교병원(University Hospital, Leeds)의 정형외과 의사 맬러카이 조지프 스미스(Malachy Joseph Smyth) 박사는 디스크탈출증 수술을 한 다음 탈출로 눌렸던 신경뿌리에 나일론실을 걸어 압박을 가하는 엽기적인 인체실험 결과를 1958년 발표하였다.[26] 디스크의 탈출된 부분을 제거하는 수술을 한 다음, 탈출에 눌려 있던 신경뿌리를 압박하니 수술 전 겪었던 방사통이 '그 느낌 그대로' 재현되는 것을 확인하여 '신경뿌리를 압박하면 좌골신경통이 생긴다.'는 가설을 확실히 증명하였다 「백년목」 4장의 '스미스 박사의 엽기적 실험: 신경뿌리 누르니 방사통 생기잖아!' 참조.

그런데 참으로 대단한 것은 실험 정신이 투철했던 스미스 박사가 디스크 탈출로 압박을 받았던 신경뿌리뿐만 아니라 정상 신경뿌리도 나일론실로 압박해 보았던 것이다. 놀랍게도 정상적인 신경뿌리는 실로 꽉 눌러도 별로 아프지 않고 '찌릿'한 느낌만 생기는 것이었다.

'디스크 탈출로 눌렸던 신경뿌리는 실이 살짝만 닿아도 엄청나게 아픈 방사통이 생기는데, 정상적인 신경뿌리는 눌러도 방사통이 생기지 않는' 현상은 도대체 어떻게 설명할 수 있을까? 이 깊고 깊은 수수께끼의 답을 확인하기 위해 나선 사람이 스웨덴 예테보리대학병원 정형외과의 키엘 올마르케르(Kjell Olmarker) 박사였다. 그는 돼지의 신경뿌리에 수핵을 바르는 실험을 시작했다.

돼지 수핵을 뽑아 신경뿌리에 묻혔더니, 헉!

1993년 스웨덴의 올마르케르 박사는 돼지 허리 디스크 속에 있는 수핵을 뽑아서 꼬리 쪽 신경뿌리에 묻혀 두었다. 신경뿌리는 전혀 압박하지 않고 삼겹살에 고추장 양념을 바르듯 수핵을 발라 주기만 했던 것이다.

수핵을 바른지 3일 정도 지나니, 신경뿌리의 신경 전도 속도가 원래는 초속 60 m였는데 초속 30 m로 뚝 떨어지는 것이었다. 또 수핵을 묻혀 두었던 신경뿌리를 현미경으로 들여다보았더니 심한 염증 반응을 보이고 신경 손상이 관찰되는 것이었다 **3.4 참조**.[27]

이는 좌골신경통이 탈출된 디스크가 신경뿌리를 기계적으로 압박할 뿐만 아니라 탈출 물질(수핵)이 신경뿌리에 묻어서 염증을 일으킨다는 것을 알게 된 것이다. 이 발견은 그때까지 풀리지 않던 수수께끼를 해결하게 되었다.

기계적으로 **디스크가 탈출되어 신경을 건드리고 있어도 좌골신경통이 없는 경우는 염증이 발생되었다가 가라앉았기 때문**

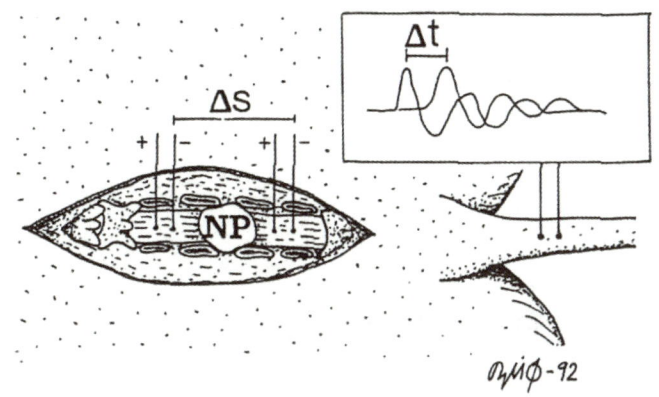

3.4 올마르케르 박사의 실험. NP라고 적힌 부분이 고추장 양념처럼 묻힌 수핵이다. 꼬리 쪽에서 신경을 자극하여 양념 묻은 부분을 지나가는 신경의 전도 속도를 측정했더니 정상의 반 이하로 떨어지더라는 것이다. 압박은 전혀 가하지 않았는데도 불구하고. 저작권 허가 Wolters Kluwer Health, Inc.

이라는 것을 알게 된다. 또 **디스크 탈출이 확연하게 보이지 않는데 좌골신경통이 생기는 이유는 눈으로 보이는 압박이 없어도 찢어진 디스크에서 수핵이 흘러나와 신경뿌리에 묻어서 염증이 발생하기 때문**이라는 것도 알게 된 것이다.

스미스 박사의 연구 결과인 '디스크 탈출로 눌렸던 신경뿌리는 실이 살짝만 닿아도 엄청나게 아픈 방사통이 생기는데, 정상적인 신경뿌리는 눌러도 방사통이 생기지 않는'것도 **신경뿌리의 염증** 때문이었다. **디스크 탈출로 눌렸던 신경뿌리에는 수핵이 묻어 염증이 있었기에 실로 누르자 좌골신경통이 생겼던 것이고 정상적인 신경뿌리는 염증이 없으니 눌러도 아프지 않았던 것이다.

디스크 탈출증으로 생기는 좌골신경통에 염증이 필수 선행 조건이라는 발견은 디스크 탈출증의 치료 방침에도 큰 영향을 미치게 된다.

신경뿌리 속의 희한한 짐승 배측신경절

영국 유니버시티칼리지 런던대학의 패트릭 월(Patrick David Wall) 박사는 통증이 척수를 통해 뇌로 전달되는 과정을 밝혀낸 관문 조절 이론(Gate Control Theory)으로 통증생리학계의 역사적인 인물이다. 그가 제자인 마셜 데버(Marshall Devor) 박사와 1983년 발표한 연구[28]에 따르면 신경뿌리의 뒤쪽 가닥에 자리 잡고 있는 배측신경절(背側神經節, Dorsal Root Ganglion: DRG)은 보통 신경조직과 다른 특별한 활동을 보인다는 것이다. 배측신경절은 말초에서 오는 감각신경세포가 모여 있는 곳으로 신경뿌리 뒤쪽 가닥의 통통한 부분이다 **3.5 참조**.

월 박사의 관찰에 따르면 일반적인 감각신경은 신경 흥분을 '수동적으로 전달'하는 기능만 하는 데 비해 배측신경절은 평소에 스스로 신경 흥분을 만들어 내고 있다가 살짝만 눌러도 강하고 길게 가는 신경 흥분을 자가 발전하는 것이다. 데버 박사는 이 연구를 더 발전시켜 '배측신경절의 설명할 수 없는 기이함'이라는 논문[29]의 서두에 "배측신경절은 우리가 아는 것보다 훨씬

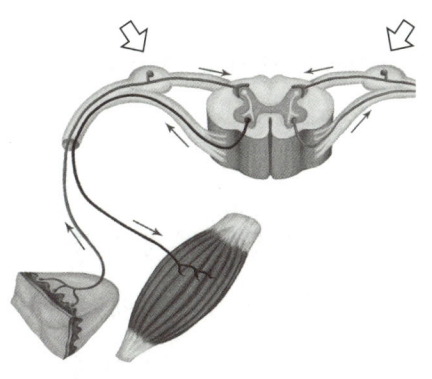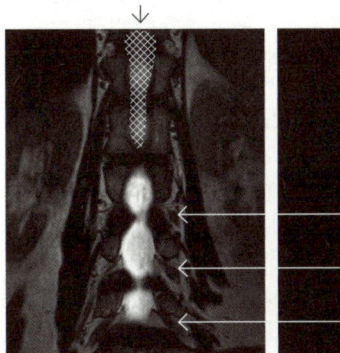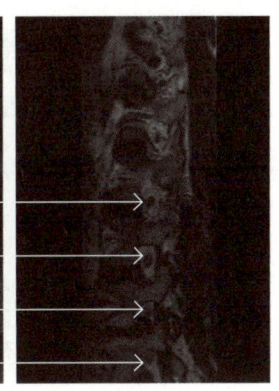

3.5 왼쪽 그림은 신경뿌리의 뒤쪽 가닥에 위치한 배측신경절(背側神經節)을 보여준다(화살표). 피부 등에서 척수로 올라오는 감각신경세포가 모여 있는 곳이라 통통한 모습으로 보인다. 오른쪽은 MRI 영상에서 보이는 배측신경절(화살표)이다. 신경뿌리가 시작되는 척수원뿔(체크 무늬 표시 부위)로부터 각각의 디스크까지의 거리가 모두 다름에도 불구하고 감각신경세포의 집합체인 배측신경절은 디스크 바로 옆에 위치하고 있는 것이 신기할 따름이다. 더 자세한 설명은 유튜브 '정선근 TV'에서 다룬다.

더 희한한 짐승(odder beast)이다."라고 화두를 던진다.

데버 박사가 배측신경절을 희한한 짐승이라고 한 이유는 아래와 같다.

① 척수 밖에 나와 감각신경 줄의 중간에 어중간하게 위치함
② 자발적으로 흥분하는 능력
③ 염증물질이나 신경전달물질에 강한 반응성
④ 모든 신경에 존재하는 혈-신경장벽(blood-nerve barrier)

이 없어 혈액 속의 물질에 예민하게 반응

⑤ 외부 환경으로부터 오는 화학적 신호를 최대한 받아들일 수 있도록 표면적을 넓히는 미세 융모 존재

이들 중 ③, ④, ⑤의 특징은 **코에서 냄새를 맡는 후각 신경과 똑같은 특성**이라고 한다. 이는 배측신경절이 뭔가 **주변에 일어나는 화학적 변화를 예민하게 받아들이고 거기에 반응하여 스스로 감각신호를 강하게 발생시키는 능력**이 있다는 뜻이다.

아쉽게도 데버 박사는 "배측신경절이 뭔가 주변 상황을 예민하게 감지하는 기관인 것은 분명한데 '무엇을' 감지하기 위한 것인지는 잘 모르겠다."라고 하였다.

필자의 의견으로는 **수핵이 디스크를 찢고 터져 나오면 아래로 흘러내려 만나게 되는 자리에 배측신경절이 위치하는 것을 보면, 배측신경절은 수핵이 터져나와 그 속의 세포가 죽으면서 생기는 화학적 변화, 즉 염증 반응을 감지하는 구조물임이 분명하다.**

필자가 2017년 『백년목』을 출판할 당시에는 상기 두 논문의 존재를 모르는 상황에서 배측신경절의 '희한한 위치'만으로 **배측신경절이 생성하는 방사통은 진화의 축복**이라고 추론하였다 『**백년목**』 4장의 '지긋지긋한 방사통, 조물주의 실수인가?' 참조. 작년 4월 이 두 논문을 읽으면서 느낀 깜짝 놀랄 정도의 감동으로, '탁' 쳤던 무릎이 아직도 얼얼하다.

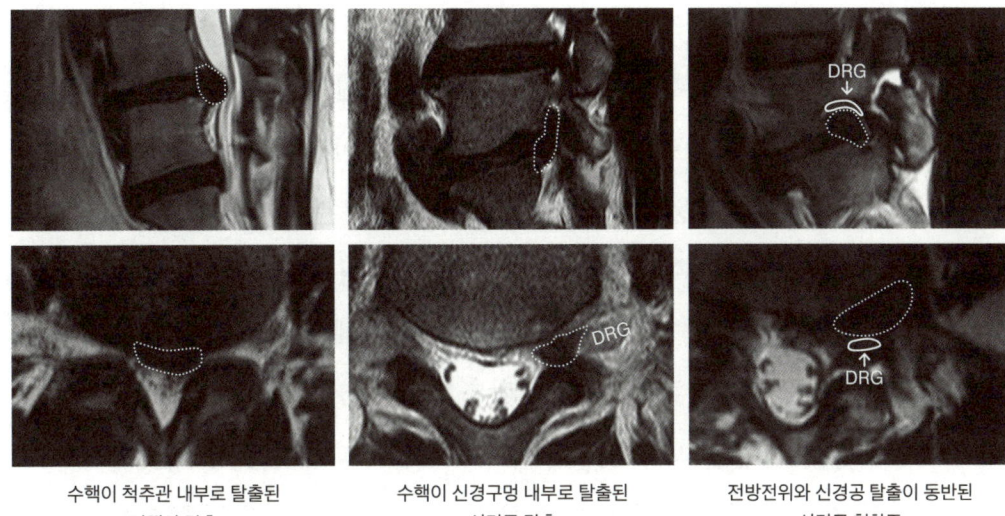

| 수핵이 척추관 내부로 탈출된 | 수핵이 신경구멍 내부로 탈출된 | 전방전위와 신경공 탈출이 동반된 |
| 관절하 탈출 | 신경공 탈출 | 신경공 협착증 |

3.6 대부분의 디스크 탈출증은 수핵이 섬유륜을 뒤쪽으로 찢으면서 후방관절 쪽으로 밀려 나온다(왼쪽 영상). 이때는 배측신경절 자체를 누르는 것이 아니라 배측신경절에 연결된 신경뿌리를 밀어 배측신경절에 잡아당기는 힘을 가해 방사통(좌골신경통)이 일어난다. 이에 비해 신경구멍 쪽으로 수핵이 탈출되거나(가운데 영상) 전방전위증으로 신경구멍에 협착이 생기면(오른쪽 영상) 배측신경절(DRG) 자체가 압박된다. 오른쪽 MRI영상에서는 배측신경절(DRG)이 심하게 눌려 거의 보이지 않을 정도이다. 점선 폐곡선이 수핵이 탈출된 덩어리를 보여 준다.

2017년 당시에는 배측신경절이 디스크에서 수핵이 흘러나오면 바로 묻을 수 있는 곳에 존재한다는 이유만으로 진화의 축복이라 짐작하였는데 위치뿐만 아니라 다른 신경 조직과 달리 주변의 화학적 변화를 민감하게 감지하고, 스스로 통증 신호를 발전시킬 수 있는 특별한 기능을 지녔다고 하니 배측신경절이야말로 척추동물의 디스크가 탈출되면 이를 정확히 감지하도록 진화된 신경 구조물이라는 것을 새삼 확인하였던 것이다.

디스크 속의 수핵이 밖으로 나와 **배측신경절에 묻어 염증을 일으키고, 염증이 생긴 배측신경절을 잡아당기거나 누를 때 방사통(좌골신경통)**이 생기는 것이다. 대부분의 디스크 탈출은 신경뿌리를 밀어 신경뿌리가 **배측신경절을 잡아당겨** 방사통(좌골신경통)이 일어난다. **배측신경절 자체가 압박**되는 경우는 디스크가 신경구멍 쪽으로 탈출되거나 전방전위증으로 신경구멍이 협착될 때 볼 수 있다 **3.6 참조**. 잡아당겨지는 경우는 허리의 자세에 따라 통증이 더 심해지고, 압박되는 경우는 허리에 체중이 실리는 정도에 따라 달라지는 양상을 보이는 경향이 있다. 물론 예외도 많다. 워낙 복잡한 사람의 몸이라. 중요한 것은 **대부분의 디스크 탈출증은 배측신경절이 압박되는 것이 아니라 당겨지는 것이다. 따라서, 허리 자세를 조금만 바꾸거나 탈출된 수핵 덩어리가 조금만 줄어들어도 방사통(좌골신경통)이 줄어들게 되는 것이다.**

배측신경절은 그 희한한 위치뿐만 아니라 희한한 생리학적, 조직학적 특성으로도 **영락 없는 디스크 탈출의 감시자이다. 디스크가 크게 찢어져 수핵이 탈출된 것을 정확하게 진단하는 신이 내린 최고의 디스크 탈출증 진단 장비**이다. 그렇다면 **방사통(좌골신경통)이야말로 디스크가 심하게 손상되어 수핵이 탈출되었다는 것을 확실히 알려주는 진화의 축복**이다.

이제야 구슬이 하나씩, 둘씩 꿰어지는 느낌이다.

더 놀라운 사실, 신경뿌리 염증을 쭉 지켜봤더니

디스크 탈출로 생긴 좌골신경통을 치료하지 않고 그냥 두면 어떻게 될까?

1997년 후쿠시마의과대학 정형외과의 오타니 고지(大谷晃司) 박사가 올마르케르 박사와 함께 재미있는 동물실험 결과를 발표했다.[30]

오타니 박사는 올마르케르의 돼지 실험보다 좀 더 인간의 디스크 탈출증과 유사한 상황을 만들었다. 개의 허리를 수술하여 허리 디스크를 노출한 다음, 굵은 주삿바늘로 디스크 옆쪽을 찔러 구멍을 냈다. 디스크가 뚫린 구멍으로 수핵이 흘러 나와 신경뿌리에 묻도록 하는 디스크 탈출증 동물실험 모델이었던 것이다. 47마리의 실험군 개들에게는 디스크 탈출을 만들었고, 36마리의 대조군 개들에게는 수술은 했지만 디스크는 건드리지 않고 옆에 있는 신경뿌리를 10초간 잡아당기기만 하였다.

수술 후 1일, 3일, 7일, 한 달, 두 달에 걸쳐 신경뿌리의 신경 전달 속도를 측정했는데, 디스크가 온전한 대조군 개에서는 신경 전달 속도가 변함이 없었던 반면에 디스크에 구멍을 만들어 수핵이 탈출되도록 했던 개들은 신경 전달 속도가 점점 느려져 7일째 가장 느려지더라는 것이다. 그런데 놀라운 것은 7일째 느려졌던 신경 전달 속도가 한 달이 지나면서 점차 호전되더니 두 달 후에는 다시 정상화하는 것을 확인하였다. 즉, 디스크 탈출로 생긴 신경뿌리의 염증이 치료를 하지 않아도 충분한 시간이 지나면 완전히 회복되는 자연 경과가 있다는 사실을 발견한 것이다 3.7 참조.

흥미로운 것은 수술한 지 한 달 내지 6개월 된 개들의 허리 MRI를 촬영하였는데 디스크에 구멍을 냈던 실험군 개들에게서 디스크 퇴행이 훨씬 심하게 관찰되었고 그중 1마리는 탈출증까지 있었다. 디스크에 구멍을 낸 것 때문에 디스크의 퇴행이 훨씬 빨리 진행된다는 사실도 알 수 있었다. 훗날 캐러기 박사는 임상시험을 통해 인간에게서도 같은 결과를 확인하였다 1권 4장의 '캐러기 박사와 75명의 용감한 피험자들' 참조.

디스크로부터 탈출된 수핵이 묻어 발생된 신경뿌리의 염증이 두 달이라는 시간이 지나면서 완전히 없어진 것은 왜일까? 그것은 수핵이 왜 신경뿌리 염증을 일으키는지를 알아내면서 해결되었다.

디스크 탈출이란 엄밀하게 섬유륜 속에 안전하게 있던 수핵이 섬유륜을 찢고 디스크 밖으로 나오는 과정이다. 수핵 속에는 세포가 살고 있는데 디스크 밖으로 탈출되면 더는 적절한 영양분과 산소를 받을 수 없게 되어 사멸(死滅)하게 된다. **사멸하는 수핵 세포의 세포벽에서 염증물질이 나와 신경뿌리에 묻으면서 염증이 생기는 것**이다. 그런데 한 번 생긴 염증 반응은 시간이 지나면서 가라앉게 되고 수핵 세포가 다 죽고 나면 더는 염증물질이 만들어지지 않으므로 신경뿌리의 염증이 저절로 줄

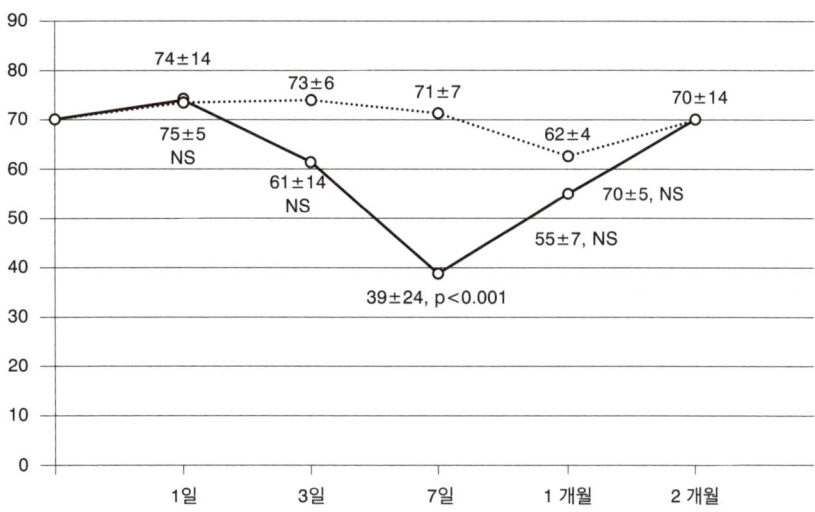

3.7 점선은 대조군 개들의 수핵이 묻지 않은 신경뿌리에서 측정한 신경 전달 속도로 수술 후 큰 변함이 없다. 그러나 디스크에 구멍을 뚫어 수핵이 묻은 실험군 개들의 신경뿌리의 신경 전달 속도(실선)는 7일째 가장 많이 떨어졌다가 2개월이 지나면서 다시 정상화를 보인다. 별다른 치료를 하지 않고 자연경과만 본 것인데도 2개월 만에 저절로 정상화된 것이다. 수핵 때문에 생기는 신경뿌리의 염증이 시간이 지나면 저절로 가라앉는다는 것을 보여주는 것이다. 이는 당연한 결과인 것이 수핵 속에 있던 세포가 죽으면서 염증 물질이 나오는 것인데 세포가 다 죽고 나면 더는 염증물질이 나올 것이 없으므로 자연적으로 염증이 없어지는 이치이다.
저작권 허가 Wolters Kluwer Health, Inc.

어들어 없어지는 것이다. 디스크 탈출로 신경뿌리에 염증이 심해졌다가 시간이 지나면서 다시 원상복귀된다는 것이다.

수핵의 세포가 죽으면서 일으키는 신경뿌리 염증은 마치 특별한 치료가 없이도 저절로 낫는 감기와 비슷하다는 것이 동물실험의 결과이다. 놀랍지 않은가? 디스크 탈출증의 증상이 감기처럼 저절로 낫는다? 그렇다면 사람의 경우는 어떨까? 디스크 탈출증으로 생긴 좌골신경통도 시간이 지나면 저절로 나을 것인가?

더욱더 놀라운 사실, 좌골신경통을 치료하지 않고 쭉 지켜봤더니, 이럴 수가!

신경뿌리 염증이 자연적으로 호전되는 현상을 사람에게서도 기대할 수 있을까?

2001년 핀란드 오울루(Oulu)대학병원의 재활의학과 의사 야로 카피넨(Jaro Karppinen) 박사는 신경뿌리 주변에 스테로이드를 주입하는 경막 외 스테로이드 주사 치료의 효과를 보여주는 임상시험 결과를 발표했다.[31] 디스크 탈출증으로 생긴 좌골신경통이 있는 환자를 무작위로 두 그룹으로 나누어 한 그룹은 스테로이드를, 다른 한 그룹은 같은 양의 생리식염수, 즉 아무 효과가 없는 위약(僞藥, placebo)을 주사하고 좌골신경통의 변화를 관찰하였던 것이다.

결과는 스테로이드 주사 치료를 받지 않은 환자도 26주, 즉 6개월 정도 지나자 좌골신경통이 확연히 완화되었다는 것이다. 이 연구의 원래 취지는 '신경뿌리에 스테로이드를 주사하는 경막 외 스테로이드 주사는 좌골신경통의 초기(6개월 이내)에

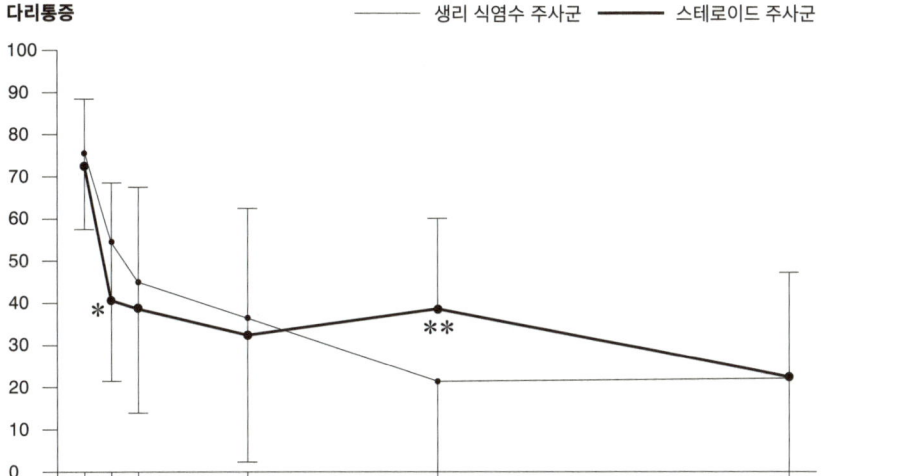

3.8 디스크 탈출로 인한 좌골신경통이 있는 환자들을 무작위로 생리 식염수 주사군(가느다란 실선)과 스테로이드 주사군(두꺼운 실선)으로 배정하여 해당되는 주사약을 신경뿌리에 주입하고 약 1년(52주)간 좌골신경통이 어떻게 줄어드는지를 살펴봤다. x축이 시간(주), y축이 좌골신경통의 정도이다. 물론 스테로이드 주사군에서 초기(2주에서 12주까지)에 좌골신경통이 빨리 줄어드는 모습을 보인다. 그러나 약 6개월(26주)이 되면 양쪽이 비슷해지거나 오히려 식염수 주사군의 통증이 더 떨어져 있는 것을 볼 수 있다. 저작권 허가 Wolters Kluwer Health, Inc.

통증을 줄이는 효과가 있고 1년이 지나면 큰 차이가 없다.'라는 것을 보여 주는 것이었다.

그렇지만 결과를 자세히 들여다보면 또 다른 흥미로운 사실을 발견하게 된다. 바로 **'디스크 탈출로 생긴 좌골신경통은 가만 두어도 6개월이 지나면 저절로 낫는다.'**라는 것이다.

신기하지 않은가? 엉덩이와 허벅지가 땅겨서 허리를 펴지도,

똑바로 걷지도 못할 정도로 아픈 좌골신경통에 특별한 치료를 하지 않아도 시간이 지나면 감기가 낫듯이 저절로 좋아진다는 것이다! 더욱 재미있는 것은 탈출된 디스크 덩어리가 쭈그러드는 데 평균 1~2년 걸리는데 **1권 2장의 '고모리 박사, 탈출된 디스크는 어디로 갔소?' 참조** 좌골신경통은 6개월 만에 회복된다는 것이다. 신경뿌리의 염증이 좌골신경통에 기여하는 바가 크다는 것을 실감하게 하는 대목이다.

기억해야 할 것은 좌골신경통이 저절로 좋아지는 속성 때문에 사이비 치료가 기승을 부린다는 것이다. 이에 관한 문제를 하나 낸다. 다음 중 허리 디스크 있는 사람이 6개월간 지속하면 좌골신경통 증상이 좋아지는 것은?

① 매일 아침 동쪽 하늘을 보고 나는 좋아질 것이라고 다섯 번 외친다.
② 싸이의 강남 스타일 말춤을 하루 5분씩 춘다.
③ 허리에 좋다는 신비의 약을 매일 먹는다.
④ 특수 지압을 매일 받는다.
⑤ 세 끼 밥 먹고 일상생활을 한다.

정답은? 모두 맞다.

천(千)의 얼굴 좌골신경통

디스크 탈출로 생긴 좌골신경통의 전형적인 양상은 허리에서 출발해 엉덩이와 허벅지를 지나 하퇴와 발로 쭉 연결되어 내려가는 뻗치는 듯한 통증이다. 뻗쳐가는 통증이라 방사통(放射痛)이라고 부른다. 그러나 이런 전형적인 방사통(좌골신경통)보다 비전형적 방사통(좌골신경통)이 훨씬 더 흔하기 때문에 진단이 쉽지 않다.

탈출된 디스크의 위치나 정도에 따라 좌골신경통의 양상이 다르다.

똑같은 위치, 비슷한 정도의 디스크 탈출이라도 사람마다 얼굴이 다르게 생긴 것처럼 신경 배열이 조금씩 다르기 때문에 양상도 달라지는 경우가 많다 **3.9 참조**. 진단을 더욱 힘들게 하는 것은 같은 사람에게서도 시기에 따라 통증이 나타나는 부위가 달라진다. 디스크 탈출 초기에는 허리 가운데만 아프다가 차츰 시간이 지나면서 엉덩이 쪽이 아파지고 그다음 허벅지, 그다음에는 하퇴로 통증이 내려가는 양상을 보이는 경우가 흔하다.

좌골신경통이 좋아질 때는 그 반대로 하퇴나 종아리 통증이 먼저 좋아지고 허벅지, 엉덩이, 허리 순으로 통증이 변해 나간다. 학자들은 이를 '말초화', '중심화'라고 부르며 디스크 탈출로 생기는 좌골신경통의 자연 경과로 보기도 한다 **3.10 참조**. **엄밀하게 보면 '말초화', '중심화' 현상은 디스크가 찢어져 생기는**

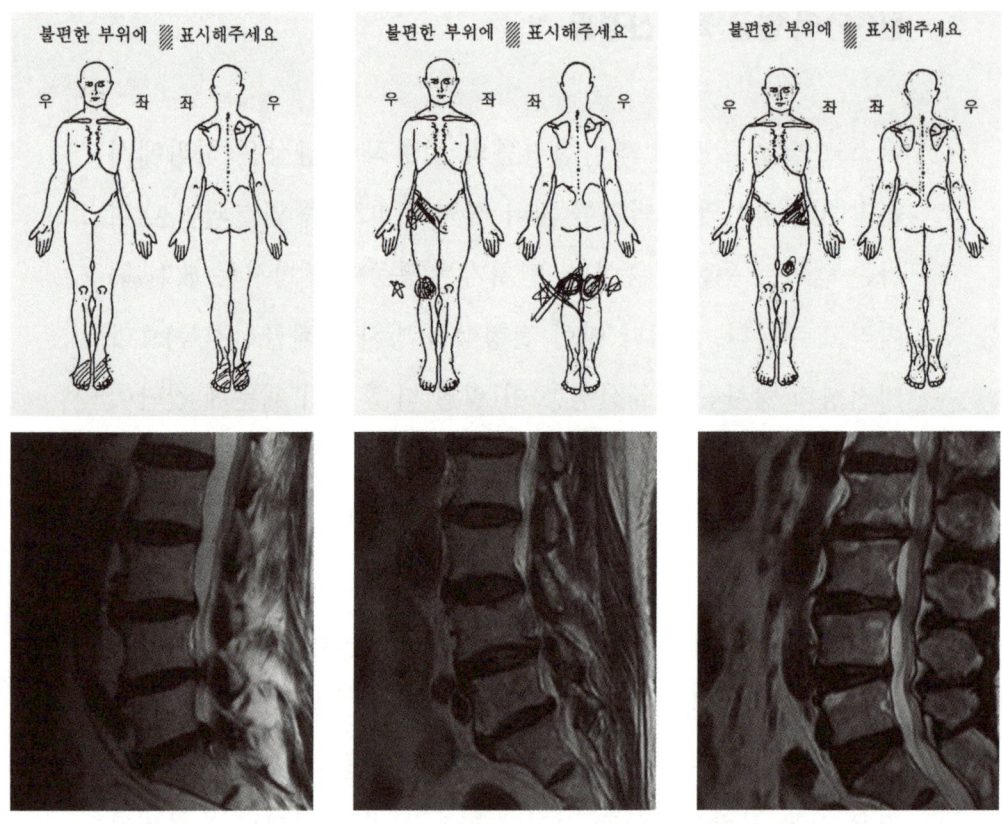

3.9 천의 얼굴을 가진 기기묘묘한 좌골신경통. 위 그림은 디스크 탈출증으로 진료를 받으러 온 환자들이 직접 손으로 그려 자신의 통증을 표시한 것이다. 아래는 해당 환자들의 허리 MRI 영상이다.

디스크성 요통1권 4장의 '디스크성 요통의 전형적인 양상(낮은 통증 순)' 참조을 먼저 겪다가 디스크가 더 많이 찢어져서 디스크 탈출이 되어 방사통을 겪게 되고 방사통이 자연경과로 좋아진 다음에도 찢어진 디스크 부위가 아물면서 디스크성 요통을 겪기 때문에 생기는 것이다.

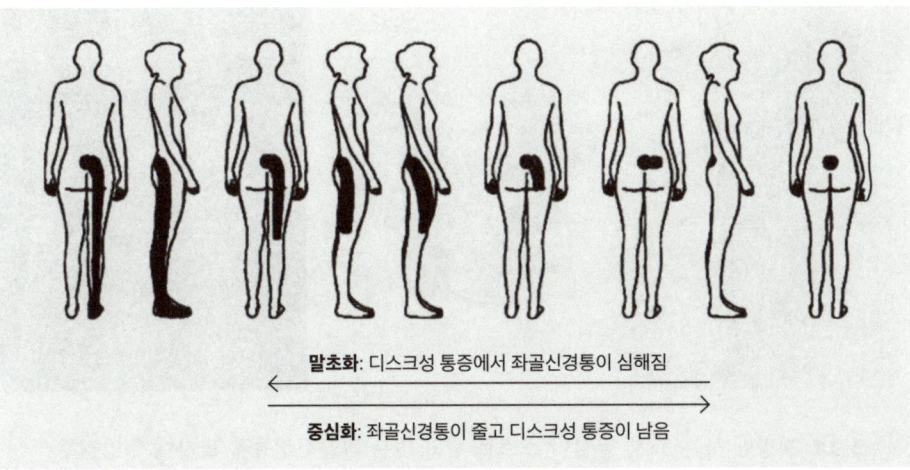

← 말초화: 디스크성 통증에서 좌골신경통이 심해짐
→ 중심화: 좌골신경통이 줄고 디스크성 통증이 남음

3.10 좌골신경통이 시간에 따라서 변하는 양상.[32] 처음에는 맨 오른쪽 그림처럼 허리 가운데가 아프지만 시간이 지나면서 좌골신경통이 심해짐에 따라 통증이 엉덩이, 허벅지, 종아리, 발목으로 내려간다. 좌골신경통에서 회복될 때는 반대 방향으로 변화를 보인다. 그러나 모든 좌골신경통에서 이런 양상이 관찰되는 것은 아니다. 저작권 허가 Elsevier

 그러나 항상 이런 패턴이 지켜지는 것은 아니기 때문에 진단이 쉽지 않은 것이다. 예를 들면 좌골신경통인데 골반과 다리를 연결하는 엉덩이 관절 부위를 MRI 촬영하는 경우도 있고 전립샘 검사를 하는 경우도 있다.

 56세 여성 환자가 외래로 왔다. 문제는 앉을 때마다 의자에 닿는 엉덩이 부위(좌골)가 아프다는 것이다. 외부 병원에서 찍은 MRI 영상을 봤더니 고관절 MRI 영상이었다. 고관절과 좌골 부위에는 아무런 이상이 없는 상태였다.

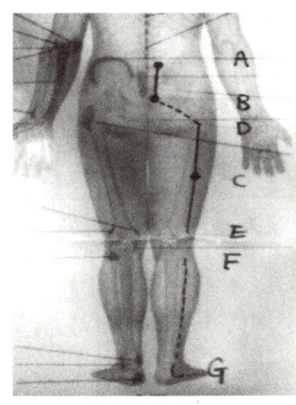 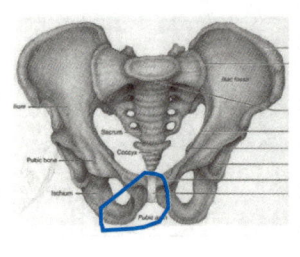 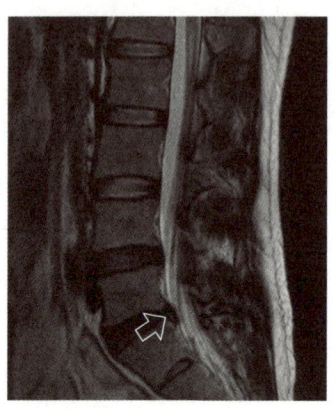

3.11 지방에 사는 35세 남성이 스스로 겪고 있는 좌골신경통을 필자에게 알려주기 위해 여러 가지 그림을 컴퓨터로 스캔한 다음 아픈 부위를 표시해 보낸 편지의 일부이다. 위 왼쪽 그림은 환자 스스로 느끼는 좌골신경통의 부위를 표시한 것이고 각각의 부위마다 알파벳을 붙여서 통증의 양상과 유발 요인을 자세히 적었다. 가운데 아래 그림은 회음부에 느껴지는 통증 부위에 빨간색 표시를 했고 "장시간 서 있을 경우 오른쪽 치골부터 남근뿌리(전립샘) 부분까지 통증이 전해짐"이라고 써 놓았다. 맨 오른쪽 위의 MRI 사진은 환자의 5번 요추와 1번 천추 사이에서 일어난 디스크 탈출을 보여 준다. 그리 심한 편은 아니다.

"고관절이나 의자에 닿는 엉덩이 부위보다는 허리에 문제가 있어서 그럴 가능성이 높습니다."

"아니에요, 의자에만 앉으면 닿는 부위가 아프니 그쪽에 문제가 생긴 것이 분명해요."

"허리에 문제가 있어도 그렇게 나타날 수 있습니다. 허리 디스크 탈출이 있으면 앉을 때 디스크가 좀 더 삐져나와 좌골로 가는 신경을 좀 더 건드리는 경우(좌골신경통) 그런 통증이 나타날 수 있습니다. 혹은 디스크 내부 손상이 있으면 앉을 때 디스크 압력이 더 강해져서 손상된 디스크 부분에 스트레스를 유발하고 그것이 좌골 통증1권 4장의 '디스크성 요통을 느끼는 부위' 참조으로 느껴질 수도 있습니다. 고관절 MRI 영상을 아무리 봐도 이상이 없으므로 허리 쪽 문제로 보는 것이 옳겠습니다."

이렇게 어렵사리 설득해야 하는 경우가 적지 않다.

비전형적 좌골신경통의 또 다른 예로 회음부에 통증이 느껴지는 경우가 있다. 요즘은 불가능하지만 10년 전만 해도 간혹 이메일로 상담하는 경우가 있었다. 3.11은 필자에게 지인이 소개한 환자가 이메일로 보내온 자신의 통증을 자세히 설명한 글이다. 그림은 환자가 보내온 그림과 글로 이루어진 문서파일에서 직접 옮긴 것이다. 설명의 정확도가 매우 뛰어나 좌골신경통의 전형적인 양상과 회음부 통증이 같이 기술되어 있고 좌골신경통의 다양함을 잘 보여 주는 예이다.

때로는 이런 회음부 쪽 통증 때문에 비뇨기과에서 여러 가지 전립샘 검사를 하고 오는 경우도 있다.

정말 좌골신경통은 '천의 얼굴'을 가졌다.

고생 끝에 낙이 오듯 방사통 끝에 찾아오는 뻣뻣함

지독한 방사통(좌골신경통)으로 고생하다 다리 통증이 허리쪽으로 중심화되면서 찾아오는 **뻣뻣함**이 있다. 심하게 **찢어진 디스크의 상처가 아물면서 흉터가 앉은 상태**이다. **상처가 아물고 있는 디스크의 뻣뻣함**이다. 피부에 생긴 상처가 아물면서 주변의 피부보다 더 두껍고 뻣뻣한 흉터가 생기는 것과 똑같은 이치다. 찢어진 디스크가 잘 낫고 있다는 참으로 반가운 현상이다. 고생 끝에 낙이 오는 상황이다. 탈출된 디스크 뿐만 아니라 디스크 내부 손상도 낫는 과정에서 허리가 뻣뻣한 현상이 오지만 손상의 크기가 작아 흉터도 작으므로 뻣뻣한 정도가 탈출보다는 덜하다.

이 뻣뻣함을 잘 해석해야 한다. 이 상황을 오해하면 절대 허리 통증에서 헤어날 수 없다. '그렇게 허리와 엉덩이 다리가 아프더니 이제 허리가 굳어 평생 허리를 못 구부리게 되었구나!'라고 생각을 하면서 허리를 앞으로 구부리는 스트레칭을 하는 것이 가장 위험한 일이다. 5년, 10년 동안 허리 통증을 달고 다니는 사람들의 대부분이 겪는 실수이다. 구부리는 스트레칭으로 흉터가 생기던 디스크가 다시 찢게 되는 것이다. 칼에 벤 손가락의 상처가 붙어 갈 때 매일 벌려 놓는 것과 같은 형국이다.

심한 방사통 혹은 디스크성 요통이 줄어들면서 뻣뻣해지는 허리는 칠흑같은 어둠속에 길고 험한 동굴속을 헤매다가 멀리서 보이는 한 줄기 빛과 같은 현상이다. 감사하고 또 감사하면서 그 뻣뻣함을 잘 간직하라. 피부의 흉터가 저절로 옅어지도록 기다리듯 **허리 디스크의 흉터가 저절로 옅어지며 뻣뻣함이 조**

금씩 부드러워지기를 기다리는 것이 최선의 방법이다. 그것이 척추위생이다. 통상 **3개월 내지 6개월 정도 지나면서 뻣뻣함이 차츰 풀린다.** 많이 풀려도 허리가 아프기 전보다는 뻣뻣함이 남는다. 그 뻣뻣함은 허리 디스크를 보호하는 방어기전이다. 나이 들어 유연한 허리는 좋은 것이 아니라 불안정한 것이라는 또 하나의 이유이다.

참고로 필자의 진료실에서 **상처가 아물고 있는 디스크의 뻣뻣함**을 호소하는 실제 예를 나열해 본다.

- 허리뒤에 끈이 묶여 있어 양말을 못 신겠어요. 양말 신으려고 허리를 구부리면 끈이 터질 것 같아요!
- 허리속에 철사가 감겨 있는 거 같아요. 발톱을 깍을 수가 없어요!
- 허리에 본드칠을 해 놓은 거 같아요!
- ………
- 허리에 풀칠을 해 놓은 거 같아요!

필자는 첫번째와 마지막 예를 가장 좋아한다. **첫번째 예는 허리를 구부려 묶어둔 끈을 끊으면 안된다는 것을 본능적으로 직감한다는 뜻이다. 아주 현명한 자세이다.** 마지막 예는 축축한 풀을 묻혀 천정에 붙여놓은 쭈글쭈글하던 벽지가 마르면서 팽팽하게 쫙 퍼지는 현상을 묘사한 것으로 그 적확한 표현에 깊은 인상을 받는다. 물론, 도배를 해본 경험이 없는 독자들은 이해하기 힘들 수도 있겠다.

디스크 탈출증 치료의 큰 그림을 보라

디스크 탈출증은 급성 요통에 비해 통증이 훨씬 더 강하고 오래 간다. 스스로 잘 해결할 수도 있지만 병원을 찾아 전문의의 도움을 받아야 할 때가 많다. 문제는 병원마다 처방이 제각각이라는 것이다. 요통이 사람을 괴롭히기는 하지만 죽고 사는 병이 아니어서 아직 충분한 연구가 되지 않았기 때문이다. 통증은 동물 실험으로 확인하기 어렵고, 조직검사를 하는 경우도 없기 때문에 발전이 더욱 느린 분야이다. 이 상황에서 중요한 것은 **당장 아픈 것만 빨리 해결하는 것보다는 앞으로 100세까지 사는 동안 편안한 허리를 가질 수 있도록 장기적인 안목으로 치료를 결정**하는 것이다.

디스크 탈출증의 근본적인 치료를 논하기 위해 디스크 탈출증의 근본적인 병리를 먼저 정리해 보자. 디스크 속 수핵이 탈출하게 되면 그 과정에서 **디스크 자체가 손상** 되고 탈출된 수핵이 신경뿌리에 묻어 **신경뿌리 염증**이 생기며 수핵 덩어리가 **신경뿌리를 압박하거나 당기게** 된다. 즉, **디스크 손상, 신경뿌리 염증, 신경뿌리에 가해지는 기계적인 자극** 등 3가지가 디스크 탈출의 근본적인 문제인 것이다.

디스크 손상의 근본적인 치료법은 무엇일까? 아직까지 손상된 디스크를 아물게 하는 의학적 치료법은 없다. 디스크 내부에 철사를 넣어 열을 가하는 치료가 한때 성행한 적 있으나 그 효과가 자연경과보다 나을 것이 없다는 임상시험 결과[32]가 알려지고, 오히려 10년 후에는 디스크의 퇴행을 가속한다는 결과 **1권 4장의 '캐러기 박사와 75명의 용감한 피험자들' 참조**가 발표[34]되면서 요즘 거의 사용되지 않는다. 손상된 디스크를 완전히 제거해 버리고 인공 디스크를 삽입하는 큰 수술도 소개되었으나 많은 학자의 논란 속에 일반적인 디스크 손상에는 사용하지 않는 것이 좋다는 결론이 지배적이다.

손상된 디스크를 아물게 하는 가장 좋은 치료법은 '더는 디스크를 손상시키지 않고 자연 치유'되도록 하는 것이다. 마치 손가락을 칼에 베었을 때 더는 상처가 벌어지지 않도록 반창고를 잘 붙여서 상처가 아물기를 기다리는 것과 같은 이치이다. 손상된 디스크에 필요한 반창고는 무엇일까? 바로 **요추전만을 지속적으로 유지하는 척추위생이다** **2권 11장의 '척추위생 어떻게 하라는 건가?' 참조**.

신경뿌리 염증의 치료는? 앞서 설명한 대로 신경뿌리 염증은 아무런 치료를 하지 않아도 시간이 지나면 저절로 좋아진다. 문제는 그 시간이 지나는 동안 **통증이 너무 심해 일상생활을 하기 어렵거나 디스크에 좋은 자세 즉, 요추전만 자세를 취하기 어려울 때는 염증을 좀 더 빨리 가라앉히는 치료를 하는 것이**

유리하다. 이때 필요한 것이 **소염진통제나 스테로이드 주사**인 것이다. 물론 좌골신경통이 심하지 않은 경우는 이런 치료도 필요 없다.

신경뿌리 압박은? 압박하고 있는 디스크 물질을 제거하는 수술이 가장 근본적인 치료라 할 수 있다. 그러나 탈출된 수핵을 제거하는 과정에서 섬유륜에 더 큰 상처가 생긴다. 디스크 제거 수술을 함으로써 물방석에 구멍이 더 커지게 된다. 이 커진 구멍을 통해 디스크 속에 남아 있던 수핵이 다시 흘러나올 가능성이 상당히 높다. 수술 후 디스크 탈출이 재발할 가능성이 높다는 뜻이다. 이를 막기 위해 디스크 속의 수핵을 모두 제거하기도 하는데 그렇게 하면 그 디스크의 기능은 급격히 소실된다. 따라서 수술로 디스크 탈출을 제거하기보다는 탈출된 디스크가 저절로 쭈그러들고 찢어진 섬유륜이 아물어 들어가 상처가 흉터로 변하도록 하는 것 **2권 10장의 '애덤스 박사 코멘트의 팩트 체크' 참조** 이 훨씬 더 유리하다. **척추위생이 정답**이다.

디스크 탈출이 커서 압박이 너무 심하여 **다리의 힘이 지속적으로 약해지거나 대소변 보는 데 장애가 발생하면** 돌이킬 수 없는 경우가 많으므로 탈출된 디스크가 쭈그러들기를 기다리기보다는 제거하는 수술을 받아야 한다. 특히 **양쪽 다리에 힘이 같이 빠지거나 소변을 보기가 힘든 증상은** 탈출된 디스크가 요추 속에 있는 여러 개의 신경다발을 동시에 압박하는 **마미총증후군(cauda equina syndrome)**이므로 **응급 수술이 필요**하다.

마미총증후군 같은 피치 못할 사정으로 디스크 절제술(discectomy)이나 유합술(fusion)을 받은 사람은 **절제술을 받은 디스크 혹은 유합술을 받은 부분의 인접한 디스크가 수술 전에 비해 기계적으로 많이 약해진다**는 사실을 명심해야 한다. 약해진 허리 디스크에 과도한 스트레스가 걸리지 않도록 매우 조심해야 한다. 방법은? 수술 전에 비해 더 철저한 척추위생을 지키는 것이다.

결론적으로 **디스크 탈출로 오는 좌골신경통에도 척추위생을 통한 좋은 자세가 가장 중요한 근본 치료이고 통증(염증)이 너무 심하면 소염진통제나 스테로이드 주사를 쓸 수 있다**는 것이다.

슬기로운 염증 치료

심한 좌골신경통으로 병원을 찾은 환자에게 디스크 탈출증이라는 진단을 하고 나면 다음과 같은 대화가 뒤따른다.

"디스크 탈출로 신경뿌리 염증이 생겨 좌골신경통이 심한 상태이므로 신경뿌리의 염증을 줄이는 소염진통제나 경막 외 스테로이드 주사(척수와 신경뿌리를 싸고 있는 경막이라는 막의 바깥쪽에 스테로이드를 발라주는 주사)를 맞는 것이 좋겠습니다."

이 말 다음에 들을 수 있는 흔한 답은 다음과 같다.

"소염 진통제요? 그걸로 근본적인 치료가 되나요?"
"스테로이드 주사요? 그거 뼈주사 아닌가요? 몸에 해롭다고 하던데요?"

약이나 주사에 막연한 거부감이 있는 것이다. 소염제나 스테로이드 주사에 대한 막연한 거부감도 치료에 도움이 되지 않지만 맹신도 옳지 않다.

"몇 년 전 좌골신경통을 심하게 앓았는데 경막 외 스테로이드 주사 한 방으로 완전히 나았어요."

이런 말 하는 분도 자주 본다. 거짓말을 할 이유는 없는 것이고 어떻게 된 것일까?

경막 외 스테로이드 주사가 염증이 있는 신경뿌리에 정확하게 작용하면 두 달 정도 염증을 줄여서 통증을 가라앉힌다. 이 '두 달'의 말미가 매우 중요한데 이 기간 중에 디스크가 아물고 쭈그러들게 되면 두 달 후 약발이 떨어져도 염증과 압박이 더는 생기지 않아 통증이 다시 찾아오지 않게 된다. 즉, 주사는 급한 불을 끈 것이고 나머지는 디스크 손상이 저절로 아물게 되는 자연경과로 좋아지는 것이다.

디스크 탈출로 생기는 방사통은 시간이 지나면 저절로 좋아지므로 처음부터 바로 염증 치료를 할 필요는 없다. 염증 치료 없이 저절로 견딜 만할 정도로 낫는 경우도 흔히 본다. 그런데, 2~3주를 기다려도 낫지 않으면 소염제를 1개월 정도 지속적으로 복용한다. 소염제와 척추위생만으로 방사통이 해결되는 경우도 많다.

소염제를 1~2개월 지속적으로 복용했는데도 통증 점수 5점 이상의 방사통이 지속된다면 경막 외 스테로이드 주사를 고려해 볼 수 있다. 소염제를 더 오래 복용하는 것보다 부작용과 효과 면에서 더 유리하다.

모든 경우에 상기와 같은 기준으로 **염증 치료 방법을 결정할 수는 없다. 염증 치료 방법에 관한 전문의의 판단은 환자의 상태에 따라 개별적으로 달라질** 수밖에 없기 때문이다.

중요한 것은 염증을 완전 제거하여 전혀 안 아픈 것을 치료 목표로 삼으면 안 된다. 앞서 96쪽 '신경뿌리 속의 희한한 짐승 배측신경절'에서 설명한 것처럼 **방사통(좌골신경통)이야말로 디스크가 심하게 손상되어 수핵이 탈출되었다는 것을 확실히 알려주는 진화의 축복**이기 때문이다. 디스크는 낫지 않았는데 방사통만을 인위적으로 없애는 것은 자동차 계기판에 빨간색 경고등이 켜졌는데 차를 고칠 생각은 하지 않고 경고등 위에 까만색 테이프를 붙인 채 계속 운전하는 것과 같은 상황이다. 조만간 폐차할 날이 다가오게 된다.

염증 치료의 목표는 방사통을 완전히 없애는 것이 아니라 **척추위생을 지키며 일상생활을 할 수 있을 정도까지만 줄이는 것**이다. 그런 의미에서 **허리를 뒤로 젖히는 신전동작, 요추전만 자세를 취할 때 방사통이 심해진다면 반드시 염증 치료**를 하는 것이 좋다. 신경뿌리의 염증이 척추위생을 방해하기 때문이다.

신경뿌리 스테로이드 주사, 질문과 대답(FAQ)

경막외 스테로이드 주사 혹은 신경뿌리 스테로이드 주사에 대해 자주 받는 질문을 답과 함께 정리를 해본다.

질문 경막 외 스테로이드 주사와 신경블록, 신경차단술은 같은 것인가?

대답 그렇다. 같은 시술을 뜻하는 것이다. 그러나 신경블록, 신경차단술이라는 것은 신경에 국소마취제를 주사하여 신경 전달을 차단한다는 뜻이다. 디스크 탈출로 신경뿌리, 특히 배측신경절에 염증이 생기고 그 염증을 줄이는 것이 중요하다는 것을 잘 몰랐을 때 만들어진 것으로 엄밀하게는 잘못된 이름이다.

질문 스테로이드는 몸에 해롭다던데?

대답 그렇지 않다. 신경뿌리에 주사하는 스테로이드는 엄밀하게는 부신피질호르몬을 뜻하는 코티코스테로이드(Corticosteroid)이다. 이는 강력한 염증 반응 억제제로 현대 의학의 중증 질환을 치료하는 데 없어서는 안 될 중요한 약제이다. 이 약제 발견으로 1950년 노벨상을 받았을 정도이다. 약효가 강력한 만큼 부작용도 많다. 효과와 부작용을 잘 저울질해서 사용하면 최고의 명약이 된다. 당대의 난치성 질환 명의의 주무기이다. 환자의 건강을 최우선으로 생각하는 개념 있는 전문의가 추천한다면 당연히 부작용보다는 효과가 훨씬 높을 것이다.

질문 한 번 척추 주사를 맞으면 그 효과가 평생 지속되나?
대답 아니다. 경막 외 스테로이드 주사의 효과는 주사 후 2~3일 후에 나타나기 시작해 2주 후에 최고조에 달한다. 그 상태로 2~3개월 유지된 후 저절로 효과가 사라진다. 주사 후 3개월이 지났는데도 통증이 덜한 것은 디스크 탈출이나 배측신경절의 염증이 저절로 줄어들었기 때문이다. 주사 효과가 지속되는 2~3개월 동안 몸이 건강해진 것이다.

질문 한 번 척추 주사를 맞으면 평생 계속 반복해서 맞아야 하나?
대답 그렇지 않다. 염증이 생긴 배측신경절에 정확하게 스테로이드를 주사하게 되면 2~3개월은 통증 호전 효과를 본다. 이때 척추위생을 열심히 지켜 탈출된 디스크 물질이 조금이라도 줄어들면 약효가 없어져도 통증이 다시 돌아오지 않는다. 이것이 가장 중요한 포인트이다. **척추 주사를 맞고 척추위생을 지키지 않으면 비싼 학원을 다니면서 숙제는 전혀 하지 않는 것과 똑같다.**

질문 두달 간다고? 무슨 소리, 나는 척추 주사를 받아도 1~2주 동안만 약간 덜 아프고 금방 다시 아프던데?

대답 척추 주사로 적절한 효과를 보지 못하는 이유는 다양하다. 허리에 주사를 놓는 방법이 아주 다양하고 스테로이드를 주입하는 부위도 다양하다. 신경뿌리뿐만 아니라 후방관절이나 천장관절에 주사를 놓기도 하고 신경뿌리가 아닌 작은 신경에 주사를 놓는 경우도 많다. 그 외 매우 다양한 주사 방법이 시도된다. 디스크 탈출로 생기는 방사통에는 신경뿌리에 있는 배측신경절에 스테로이드가 묻어야 효과를 본다.

질문 신경차단술을 여러 차례 받았는데 효과가 없던데?

대답 신경차단술이라면 신경뿌리에 놓은 스테로이드 주사가 맞다. 그런데도 효과가 없는 것은 염증이 있는 신경뿌리가 아닌 다른 신경뿌리에 주사가 들어갔거나 배측신경절까지 스테로이드가 도달하지 않았을 가능성이 높다. 축구 골대를 향해 공을 차도 골대 안으로 들어가야 골로 인정되는 것과 똑같다. 때로는 골대의 위치를 정확히 확인하기 어려울 때도 많다.

질문 한 번 주사를 맞아서 효과가 없으면 다시 맞는 것이 좋은가?

대답 여러 디스크에 탈출이 있으면 어느 신경뿌리에 염증이 제일 심한지 판별하기 어려울 때가 많다. 때로는 배측신경절까지 스테로이드가 도달하지 않는 경우도 있다. 손흥민 선수가 슛을 쏠 때마다 골이 들어가는 것은 아닌 것과 비슷하다. 물론 경막 외 스테로이드 주사는 손흥민 선수의 패널티킥 정도의 확률이 있어야 한다.

질문 효과가 없어 다시 시술한다면 언제 결정하는 것이 좋은가?

대답 경막 외 스테로이드 주사의 효과가 확연히 나오는 것은 주사 후 2주쯤이다. 따라서 주사 후 최소한 2주가 지난 후에 재시술이 필요할지 결정하는 것이 좋다.

질문 효과가 없어 다시 시술받을 때는 몇 번까지 가능한가?

대답 스테로이드 주사를 짧은 시간에 너무 자주 반복해서 맞으면 부작용이 생길 가능성이 높다. 통상 6개월 동안 3회는 비교적 안전하다고 알려져 있다.

질문 스테로이드가 많이 투여되면 어떤 부작용이 있나?

대답 안면 홍조, 여드름, 식욕 증가, 식욕 감소 등 가벼운 부작용도 있고 불면증이나 젊은 여성의 경우 생리 불순, 골다공증 그리고 당뇨가 있는 사람은 1주 정도 혈당 증가 등의 부작용도 있다.

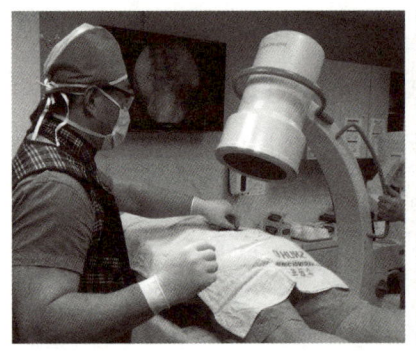 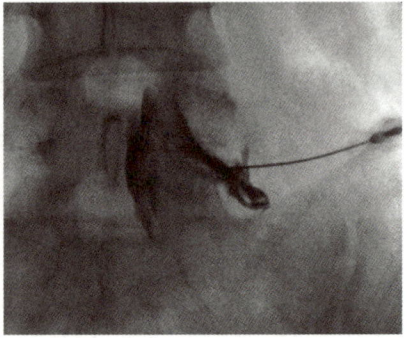

3.12 왼쪽 사진은 경막 외 스테로이드 주사를 시술하는 모습이며 오른쪽 사진은 주사된 조영제가 경막 외 공간에 퍼지는 모양의 투시 영상이다.

너무 자주 반복하여 과다 투여가 되면 얼굴이 달덩이처럼 부으면서 피부의 혈관이 약해 잘 터지는 현상도 생기고 대퇴골두에 무혈성 괴사도 생길 수 있다.

질문 척추 시술 자체의 부작용은 무엇인가?

대답 **주사 관련 감염이 문제가 될 수 있고, 아주 드물게 주사 후 신경마비가 올 수도 있다.** 가장 흔한 부작용은 주사 후 방사통이 오히려 심해지는 것이다. 이는 주사약이 염증이 생긴 신경뿌리에 정확히 들어갔을 때 생기는 현상과도 관계가 있어 반드시 나쁜 것만은 아니다. 통상 1주 정도면 저절로 호전되지만 한 달 정도까지 통증이 지속될 수도 있다.

요점 정리

1   다리가 땅기며 내려가는 좌골신경통은 허리 디스크 탈출증의 전형적 증상이다.

2   좌골신경통은 수핵이 디스크에서 탈출되어 신경뿌리에 묻어 신경뿌리 염증을 일으키고, 염증이 생긴 신경뿌리에 기계적인 자극이 가해져서 생기는 것이다.

3   신경뿌리 중 감각신경세포가 모여 있는 배측신경절이 염증을 감지하여 방사통을 일으키는 핵심적인 구조물이다.

4   배측신경절은 디스크에서 수핵이 흘러나오면 바로 묻을 수 있는 곳에 위치하고, 다른 신경조직과 달리 주변의 화학적 변화를 민감하게 감지하고, 스스로 통증 신호를 발전시킬 수 있는 특별한 기능이 있는 구조물이다. 척추동물의 디스크가 탈출되면 이를 정확히 감지하도록 진화된 신경 구조물로서 방사통(좌골신경통)은 디스크가 많이 손상되어 탈출되었다는 것을 알려주는 진화의 축복이다.

5   신경뿌리 염증이 좌골신경통의 선행조건이다. 염증이 없는 신경뿌리는 탈출된 디스크가 밀거나 눌러도 통증을 유발하지 않는다.

6   좌골신경통의 양상은 사람의 얼굴이 다르듯 모두 다르다.

7   심한 신경뿌리 염증은 약물이나 주사를 이용해서 줄여 주는 것이 필요하다. 그러나 염증 치료의 목표는 방사통을 완전히 없애는 것이 아니라 척추위생을 지키며 일상생활을 할 수 있을 정도까지만 줄이는 것이다.

4장
찢어진 디스크의 애타는 구조신호 —디스크성 요통

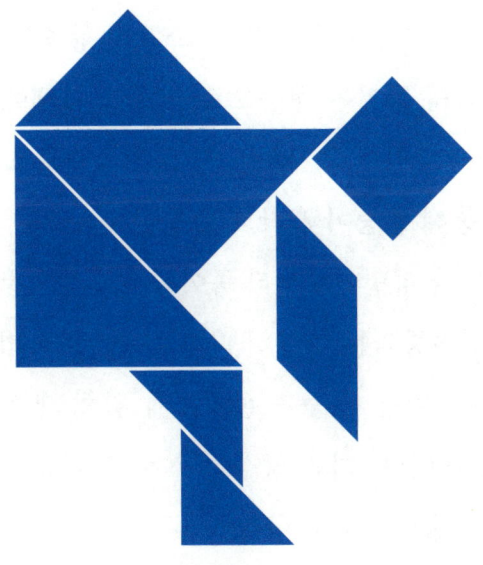

'보통'의 반대말이 '곱빼기'라면 '좌골신경통'의 반대말은 '디스크성 요통'

디스크성 요통? 생소한 단어다. 영어로는 'discogenic low back pain'이라고 하며 한마디로 디스크 때문에 생긴 허리 통증이란 것이다. 지금까지 이야기한 디스크 탈출증이니 좌골신경통이니 모두 디스크 때문에 생긴 거라고 하더니 그걸 또 다른 이름으로 부르는 건가? 비슷비슷한 개념 아닌가? 참 헷갈리네.

아니다. 비슷한 개념이 아니라 반대 개념으로 보는 것이 더 옳다.

디스크 탈출증, 좌골신경통 모두 디스크 때문에 생기는 통증이기는 하지만 탈출된 디스크 물질이 신경뿌리의 배측신경절에 염증을 일으켜 생기는 통증이므로 엄밀하게는 '신경뿌리'에서 생기는 통증이다. 이에 비해 **'디스크성 통증'이란 디스크 내부가 손상되면서 생기는 통증으로 디스크 자체에서 생기는 통증**이라는 뜻이다. **디스크 자체에 생긴 염증으로 그 주변의 통증 신경 말단을 통해 통증이 시작**되는 것이다.

좌골을 따라 엉덩이로부터 종아리까지 뻗치는 너무나도 특징적인 좌골신경통과는 확연히 다른 통증, 즉 다리는 아프지 않고 허리만 주로 아픈 통증을 설명하기 위해 생긴 개념이 바로 '디스크성 통증'이다. 허리 중심부가 주로 아프다고 해서 **축성(軸性, axial) 요통**이라고도 한다 **4.1 참조**.

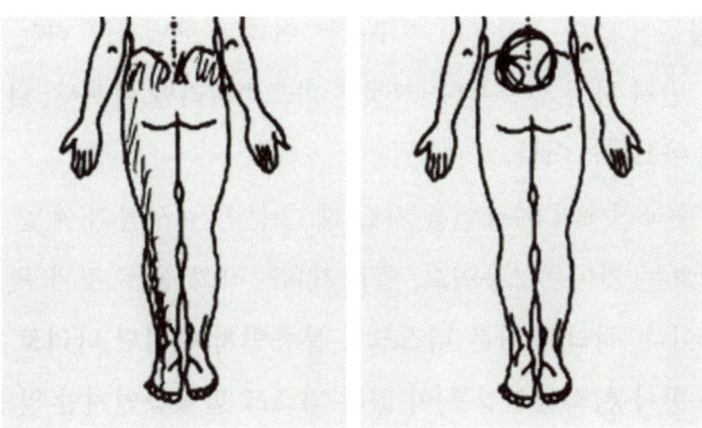

4.1 좌골신경통의 반대말은 디스크성 요통이다. 왼쪽 그림은 디스크 탈출로 생긴 전형적인 좌골신경통의 통증 부위를 표시한 그림이다. 이에 비해 오른쪽 그림은 허리 가운데가 주로 아픈 디스크성 요통을 표현한 것인데 이런 요통이 좌골신경통보다 훨씬 흔하고 오래 간다.

중국집에서는 '보통'의 반대말이 '특별'이 아니라 '곱빼기'인 것처럼 통증 분야에서 '디스크성 통증'은 '디스크 탈출 통증'의 반대말에 가깝다.

보통과 곱빼기 구별하기

주말에 간혹 친구들이 허리가 아프다고 필자에게 SNS로 문자를 보낸다. "선근아, 요즘 허리가 많이 아프네. 어떻게 해야 할까?" 뭐 이런 식으로. 이런 문자를 받을 때 언제나 제일 먼저 하는 질문이 있다. "진료비 청구서는 어디로 보낼까?" 하는 질문보다 먼저 하는 질문이다. 그것은 바로 **"허리만 아프냐, 다리도 같이 아프냐?"**이다.

중국집에서 짜장면을 시킬 때 주문받는 사람이 제일 먼저 물어보는 것이 "보통이요, 곱배기요?"라고 묻는 것과 똑같은 상황이다. **허리만 아픈 디스크성 통증인지 아니면 다리로 내려가는 방사통(좌골신경통)이 있는 디스크 탈출증인지만 알면 많은 것이 깔끔히 정리된다.**

- 디스크성 요통은 방사통(좌골신경통)을 일으키는 디스크 탈출증에 비해 **통증의 강도가 비교적 약하고, 척추위생만으로도 좋아질 확률이 높다**. 나쁜 운동이나 나쁜 자세로 디스크를 자꾸 괴롭히지만 않으면 **자연경과로 좋아질 확률이 높다**는 뜻이다.
- 자연경과의 기간은 매우 다양하다. 방사통(좌골신경통)보다 아주 짧을 수도 있고 훨씬 더 길 수도 있다. 당연히 디스크 **손상이 심할수록 오래 걸린다. 디스크 상처가 아물어 가는 동안 다시 손상을 가하면 더 오래 걸리게 된다.**[34]
- 방사통(좌골신경통)을 앓은 다음에 따라오는 디스크성 요통은 허리가 낫고 있음을 의미한다. 아직 **방사통(좌골신경통)**은 앓지 않았는데 디스크성 요통이 점점 더

심해지면 이제 곧 디스크 탈출이 생길 것이라고 예측할 수 있다.

무엇보다 중요한 것은 **통증 치료 방침**이다. 방사통(좌골신경통)은 디스크가 많이 손상되었다는 **'경고'의 의미**가 가장 크다. 그래서 경고가 너무 강하면 적극적으로 경고를 줄이는 것이 필요하다. 너무 강한 신경뿌리 염증으로 통증이 일상생활을 방해할 정도라면 **염증을 적극적으로 줄이는 것이 좋다**는 뜻이다. 줄이기 위해 소염제를 먹거나, 스테로이드 주사를 맞는 것이 도움이 된다.

이에 비해 디스크성 통증은 디스크 내부 손상으로 섬유륜에 염증이 생긴 것이다. 이 염증은 섬유륜에 상처가 생겼다는 것을 알려주는 '경고'의 의미도 있지만 더 중요한 것은 **디스크의 상처를 다시 아물게 하는 역할**[35]을 한다. 따라서 **디스크성 통증에 소염제를 너무 많이 쓸 필요는 없다**는 것이다.

신전동작을 할 때도 차이가 난다. 요추전만을 만들기 위해 허리를 뒤로 젖힐 때 **허리 가운데가 뻐근한 디스크성 통증이 생기더라도 개의치 말고 신전을 계속해도 된다**. 찢어진 디스크가 붙는 좋은 통증이기 때문이다. 이에 비해 방사통(좌골신경통)이 심해진다면 **방사통이 생기기 직전까지만 신전을 해야 한다**. 신전동작으로 염증이 있는 배측신경절을 당기거나 누른다는 뜻이다. 반복하면 염증이 더 심해질 수 있다.

디스크성 요통과 방사통(좌골신경통)을 일목요연하게 표로 비교하면 아래와 같다.

	디스크성 요통	방사통(좌골신경통)
원인	디스크 내부 손상 (후방 섬유륜 혹은 종판)	디스크 탈출 (수핵이 후방 섬유륜을 뚫고 탈출)
아픈 부위	허리 주변	허리, 엉덩이, 다리, 발 등
통증 강도	다양함. 평균적으로 약함	강도 높음
염증 발생 부위	후방 섬유륜 혹은 종판	신경뿌리의 배측신경절
염증의 원인	사멸된 수핵 세포의 세포막 물질	좌측과 동일
염증의 역할	디스크 손상을 알려줌(경고 기능) 디스크 손상의 섬유화 촉진(힐링 기능)	디스크 손상이 심함을 알려줌 (경고 기능)
신전동작시 대책	아파도 참고 신전 유지 가능	아프기 직전까지만 신전할 것
경과 예측	척추위생하면 1~3개월 후 호전 시작	척추위생만으로 호전 어려울 때 있음
소염 치료 필요성	약함	강함

디스크성 요통과 방사통(좌골신경통)의 차이는 아픈 부위 3.3과 4.4 참조와 아픈 느낌으로 어느 정도 구별할 수 있으나 구별이 매우 어려울 때도 있다. 엉덩이가 뻐근한 증상은 두 가지 경우 모두에서 생길 수 있다. 또 어떤 사람은 발이 저린데도 디스크 탈출이 없을 때도 있고, 어떤 사람은 분명히 디스크가 탈출되었는데 허리만 아픈 경우도 있다. 참으로 개인차가 크다는 뜻이다.

짜장면 보통은 양이 적고 곱빼기는 많지만 식당마다 편차가 커 구별이 쉽지 않은 것과 마찬가지이다. 1982년 필자가 대학 신입생 때 봉천동 고개를 걸어 넘다가 허기가 져 찾아 들어간 중국집에서 세숫대야만 한 그릇에 나온 짬뽕을 받았을 때 그 벅찬 감동은 아직도 기억에 생생하다. 음식점마다 그릇 크기가 제각각인 것보다 훨씬 더 큰 편차를 보이는 것이 개개인의 특성이다. 허리 디스크의 개인적인 특성에 대해서는 '1권 6장 요통의 일생—큰 그림을 보라'에 자세히 기술하였다.

이제부터 디스크성 요통이 어떤 것인지 좀 더 자세히 알아보자.

디스크성 통증을 설명하는 '디스크 내부 손상'

디스크 탈출로 생기는 좌골신경통은 매우 독특하고 특징적이다. 전형적인 상황을 한두 번만 겪어 보면 어떤 병인지 확실히 알게 된다. 증상도 매우 특징적이고 MRI 영상에서 멀쩡하던 디스크의 일부가 튀어나온 형상도 그러하다. 그리하여 의사들이 디스크 탈출과 좌골신경통에 관해서는 오래전부터 개념을 비교적 확실히 갖고 있었다.

이에 비해 밋밋한 특징을 보이는 허리 통증이 있었으니 바로 **'다리는 아프지 않고 허리 가운데만 뻐근하게 아픈'** 통증이 있더라는 것이다. 이 통증은 좌골신경통보다는 좀 덜하고 통증 부위도 다리가 쭉 땅겨 내려가는 특징이 없이 밋밋하게 허리만 아프더라는 것이다.

MRI로 정밀 검사를 해 보아도 디스크에 큰 이상 소견이 없이 두루뭉술한 디스크밖에 보이지 않는 경우가 많고 이상 소견이 보여도 디스크가 시커멓게 변하거나 종판이 깨져 있거나 디스크 두께가 줄어들어 있는 양상으로 정상적인 노화 과정에서 누구에게서나 볼 수 있는 결과만 보이는 것이다.

그런 밋밋한 허리 통증이 무슨 문제가 되냐고? 어찌 보면 디스크 탈출증 때문에 생기는 좌골신경통보다 훨씬 더 큰 문제가 된다. 첫 번째 이유로는 좌골신경통보다 디스크성 통증이 훨씬 더 흔하다는 것이다.

처음에는 가벼운 디스크성 요통이 오다가 수차례 반복되며 그 강도가 심해지다가 좌골신경통으로 진행하는 경우가 많다. 디스크 탈출로 생겼던 좌골신경통이 다 없어지고 나서도 밋밋한 디스크성 요통은 계속 남아 지속되는 양상을 보인다. 왜냐하면 수핵이 탈출되면서 후방 섬유륜을 크게 찢었기 때문이다. 찢어진 섬유륜이 다시 붙을 때까지 디스크성 요통이 오랫동안 지속된다. 따라서 **좌골신경통보다 좌골신경통 후 디스크성 통증이 훨씬 더 오래가고 많은 사람을 괴롭힌다.** 가벼운 디스크성 통증은 별로 부담이 안 되지만 **심한 디스크성 통증은 통증 강도와 기간이 좌골신경통보다 훨씬 강하고 오래 지속**된다. 심한 우울증을 초래할 정도의 심각한 통증이 된다 **4.2 참조**.

디스크성 요통은 시간이 지나면서 점점 심해지는 양상을

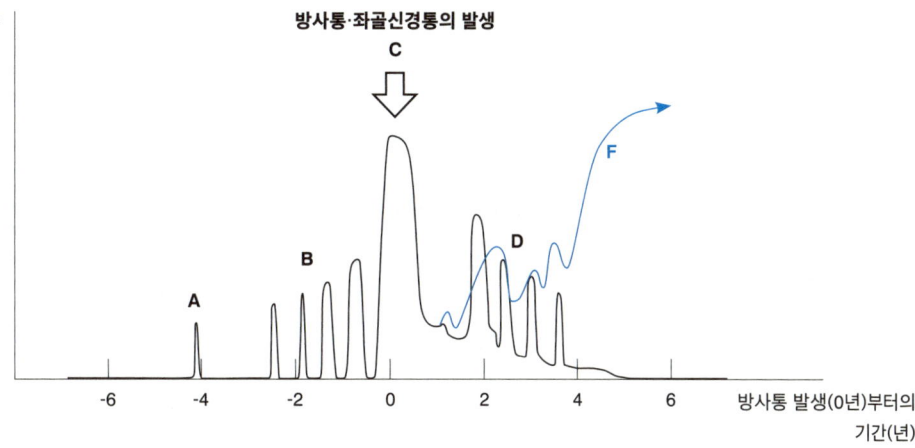

4.2 디스크성 요통의 발전 양상. 처음에는 몇 시간 만에 좋아지는 가벼운 통증으로 시작한다(A 표시). 1장에서 설명한 급성 요통, 단순 요통이다. 그러나 반복 될 때마다 통증의 강도가 세지고, 지속 기간이 길어지며, 반복되는 간격이 짧아 진다 (B 표시). 그다음에는 디스크 탈출증이 기다리고 있는 경우가 대부분이다(C 표시). 디스크 탈출로 생긴 방사통이 없어지고 나서도 한동안 디스크성 요통을 겪는다(D 표시). 이때 척추위생을 잘 지키면 D와 같이 디스크성 요통이 차츰 사그라들지만 허리에 나쁜 운동과 자세를 계속하면 엄청나게 심한 통증으로 오랫동안 고생한다 (F 표시). 그것이 '디붕(디스크 붕괴)'이다

보인다. 1장에서 설명한 **급성 요통, 단순 요통도 전형적인 디스크성 요통**이다. 아주 가벼운 디스크성 요통인 것이다. 젊은 나이에 급성 요통으로 허리만 아픈 경우는 수일 내지 수주 내로 저절로 좋아지므로 특별한 개념 없이 '비특이적 요통', '요부 염좌', '비특이성 기계적 요통', '근육성 요통' 등 숱한 이름을 붙인다. 그런데 이런 밋밋한 요통이 반복해서 생겼다 좋아졌다가 하다가 어떤 날은 매우 심해진다. 나이가 들어 가면서 통증이 더

심해지다가 어느새 견디기 힘든 통증으로 발전하고 몇 달이 지나도 낫지 않는 상태가 된다.

대부분의 경우 **디스크성 요통이 반복될 때마다 통증의 강도는 높아지고, 통증 지속 기간은 길어지며, 반복되는 간격은 짧아진다. 디스크의 내부 상처가 점점 더 깊어진다는 뜻이다** [4.2 참조]. 먹구름이 몰려 오면 폭우를 각오해야 하는 것처럼 디스크 탈출과 심각한 디스크성 요통이 멀지 않았다는 뜻이다.

후방관절 때문에 아픈 것은 아닌가요?

허리 가운데가 아픈 축성 요통의 원인으로 후방관절의 손상을 지목하는 학파가 있다. 두 개의 척추뼈가 아래위로 연결될 때 앞에는 디스크를 통하고 뒤에는 오른쪽, 왼쪽에 관절이 있다. 뒤쪽에 있는 관절이라 해서 후방관절 또는 후관절이라고 부른다. 영어로는 파셋관절(facet joint)라고 한다.[1.1과 4.3 참조].

후방관절은 무릎이나 어깨와 마찬가지로 관절 연골이 서로 맞닿아 있고 활액막 그리고 관절막으로 둘러싸여 있는 전형적인 활액막 관절이다. 나이가 들면 무릎관절의 연골이 닳아 무릎이 아프듯 척추뼈를 연결하는 후방관절도 퇴행되어 통증을 일으킬 수 있다.

후방관절에 문제가 생기면 축성 요통, 즉 허리 가운데와 허

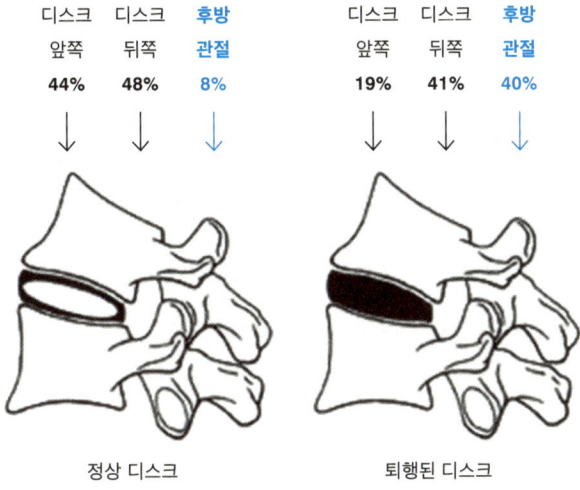

4.3 정상 디스크와 후방관절은 각각 체중의 92%와 8%를 지지하는데, 디스크가 퇴행되어 체중 부하 기능을 제대로 못하면 후방관절에 40%까지 체중이 실리게 된다. 디스크의 퇴행으로 후방관절에 과도한 부하가 걸리면서 후방관절의 퇴행이 디스크의 퇴행과 같이 진행되는 것이다.[38] 저작권 허가 Wolters Kluwer Health, Inc.

리 주변이 아프게 되므로 디스크성 요통과 비슷한 양상을 보인다. 문제는 축성 요통이 있을 때 그것이 디스크 때문인지 후방관절 때문인지를 감별하는 것이 매우 어렵다는 것이다. 왜냐하면 디스크와 후방관절의 손상과 퇴행은 항상 같이 진행되기 때문이다. 엄밀하게 말하면 디스크가 퇴행되어 제기능을 못하게 되면 후방관절이 무리가 되어 같이 손상을 받는 것이다 **4.3 참조**. **디스크의 손상에 따라 부차적으로 발생하는 후방관절증이 허리 통증에 기여하는 정도는 디스크에 비해 매우 낮다. 무시해도 될**

정도이다. 허리 통증에 후방관절의 기여를 무시하는 이유는 아래와 같은 3가지 이유 때문이다.

○ 국소마취만으로 척추 수술을 하면서 국소마취가 풀릴 때 척추의 각 부위를 건드리면서 수술받는 환자에게 통증이 얼마나 생기는지를 물어 본 연구들[35,36]에 따르면 후방 섬유륜과 거기에 붙어 있는 후종인대, 종판, 탈출된 디스크 옆의 신경뿌리는 건드렸을 때 통증이 심하였으나 후방관절 자체는 큰 통증이 유발되지 않았다.

○ 디스크의 손상 없이 후방관절만 손상 받거나 퇴행이 되는 경우는 거의 없다. 디스크가 손상되고 퇴행이 되어 기능이 떨어지는 것이 후방관절의 손상과 퇴행의 근본 원인이기 때문이다 **4.3 참조**.

○ 후방관절증을 확인하는 유일한 방법은 마취 지속기간이 다른 2가지 국소마취제를 후방관절로 가는 신경에 직접 주입하여 통증 호전 기간이 해당 국소마취제의 지속기간과 일치하는지를 보는 것이다. 그러나, 이 방법을 통해 후방관절증으로 확진된 환자도 시간이 지나면서 디스크 손상이 확연해지는 양상을 보이는 경우가 많다. 후방관절로 가는 감각신경 마취가 후방 섬유륜에 분포하는 신경에도 묻어서 영향을 끼쳐 디스크성 요통 중 상당 부분이 후방관절증으로 진단되었을 것으로 추측된다. 마취제

를 투입하는 부위와 후방 섬유륜까지의 거리가 2 cm 정도 밖에 되지 않기 때문이다.

무엇보다 중요한 것은 후방관절 손상은 디스크 손상에 따른 이차적인 변화이다. **디스크의 손상을 잘 치유하면 후방관절도 덩달아 건강해진다.** 디스크에 집중하는 것이 중요하다.

디스크성 요통을 느끼는 부위

디스크성 통증 때 흔히 통증을 느끼는 부위는 허리 주변이다 **4.4 참조**. 디스크 자체 손상으로 생기는 축성 요통이지만 허리 한가운데만 아픈 경우보다 그 주변 부위가 아픈 경우가 더 많다. 이는 디스크 내부의 상처에서 통증 신호가 척수를 타고 뇌로 올라가는 동안 다른 부위의 감각 신호와 공통된 경로를 따라가기 때문에 뇌가 아픈 부위를 착각하는 연관통(聯關痛)이다. 연관통에 관한 자세한 설명은 필자가 2017년 출판한 『백년목』 '5장 디스크성 목 통증과 연관통'과 '정선근 TV' "허리가 아픈 이유는?(백년허리 기초편#2)"을 참조하기 바란다.

따라서 **4.4**에 표시된 부위가 지속적으로 아프면 허리 디스크 내부 손상을 의심해 봐야 한다.

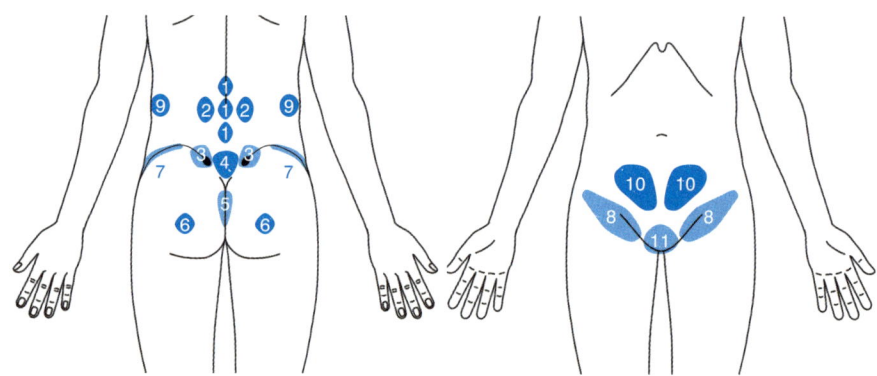

4.4 디스크성 요통을 느끼는 흔한 부위. 급성 요통을 처음 느낄 때는 허리와 골반이 붙는 자리의 한가운데(1)가 아픈 경우가 많다. 그러나 디스크성 요통이 반복되면서 디스크 손상이 깊어지면 허리 왼쪽이나 오른쪽(2), 골반뼈의 상후장골극(PSIS: Posterior Superior Iliac Spine)(3), 천골(4) 쪽이 아프게 된다. 더 심해지면 꼬리뼈나 항문(5), 좌골(坐骨, ischial tuberosity)(6)에서 통증을 느낀다. 드물지만 장골능(7), 사타구니(8), 옆구리(9), 아랫배(10), 회음부(11)에도 통증이 생길 수 있다. 부위 번호는 디스크성 요통의 빈도가 높은 순서로 붙였다. 반투명 색으로 표시된 부위(부위 번호 3, 5, 7, 8, 11 등)는 그림의 신체 부위를 잘 보여주기 위함이다. 그 부위가 덜 아프다는 뜻은 아니다.

디스크성 요통의 전형적인 양상(낮은 통증 순)

다음은 디스크성 요통의 전형적인 양상이다. 가벼운 것부터 점점 심해지는 순서로 나열하였다.

○ 어느날 아침에 일어나니 허리가 아프다가 저녁쯤 되니 씻은 듯이 나았다.

○ 아침에 일어나 세수하려고 구부리면 허리가 뻐근하다.
○ 쭈그리고 앉아서 일하다 일어서면 허리와 꼬리뼈 사이가 아프다.
○ 바닥에 오래 앉았다 일어설 때 허리가 뻐근하고 한 번에 허리를 펼 수 없다.
○ 자동차에서 내릴 때 허리를 바로 펼 수가 없고 몇 걸음 걸어야 펴진다.
○ 의자에 오래 앉았다 일어설 때 허리가 뻐근하고 한 번에 허리를 펼 수 없다.
○ 잠시만 앉아 있어도 엉덩이(좌골 부분)가 아파서 일어서야 한다.
○ 일어서기만 해도 허리가 늘 아프다.
○ 길을 걷다 방향만 틀려고 해도 허리에 대못을 박는 통증이 온다.

앉아 있다 일어설 때 한 번에 허리가 펴지지 않는 현상은 허리 디스크가 찢어졌다는 것을 확실히 알 수 있는 증상이다. 영어로는 **디스크가 허리를 꽉 잡아챈다는 뜻으로** 'discogenic catch'라고 부른다. 디스크성 요통의 아주 전형적인 통증이다. 이런 증상이 있는 사람은 '아, **내 허리 디스크 중 최소한 한 개 이상이 찢어져 있구나!**'라고 분명히 기억해 둬야 한다. 그래야 허리에 나쁜 운동이나 자세를 줄일 수 있기 때문이다.

심한 디스크성 통증이 오래 지속되면 우울증이 동반되는 경우가 많다. 처음 가벼운 디스크성 요통을 겪을 때는 좀 뻐근한 정도의 통증이었는데 점점 심해지면서 허리가 아파 뗄 수도 없고 때로는 걷는 방향을 바꾸는 작은 동작에도 허리가 끊어질 듯 아프게 된다. 그 정도의 통증 강도가 1년 이상 지속되고 주변 사람들이 용하다고 추천하는 치료란 치료는 다 해 봤지만 말짱 헛수고였다면 우울증에 빠지지 않을 사람이 있을까?

정신이 무너질 정도로 충격을 받은 상태를 '멘털 붕괴', '멘붕'이라는 신조어로 표현하는데 **허리가 끊어질 정도로 아파 일상생활을 못 하고 하루하루를 우울하게 보내는 상태는 가히 디스크 붕괴, 즉 '디붕'**이라고 할 만하다.

심한 디스크 내부 손상, 왜 '디붕'인가?

디스크 내부 손상으로 심한 고통을 겪는 분들을 보면 '디붕'이라는 말이 절로 떠오른다.

평생 허리가 아파 본 적이 없이 귀부인으로 살아오신 70세 환자가 진료실로 들어왔다. 작년부터 허리가 조금씩 아파 오다가 언제부터인가 걷는 방향을 바꿀 때도 끔찍하게 아프다고 했다 4.5 참조. 오른쪽 허리가 매우 아프고 오른쪽 엉덩이와 허벅지 통증이 심하여 다리가 무겁다. 경막 외 스테로이드 주사 치료를

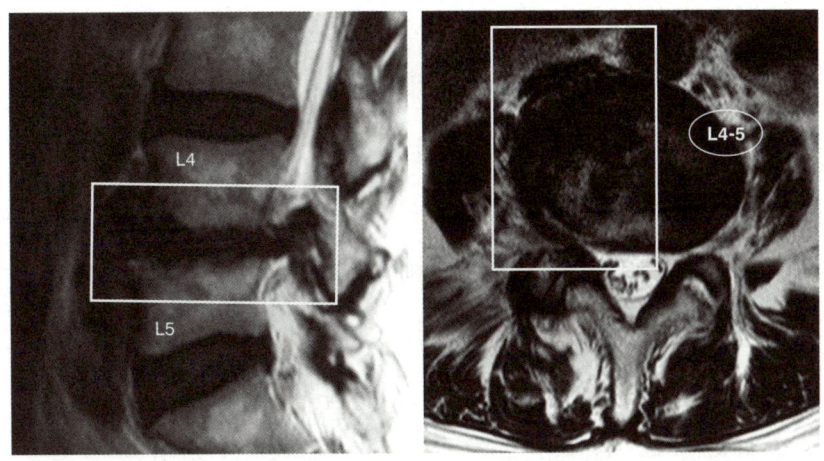

4.5 디봉에 빠진 70세 귀부인의 허리 MRI 영상. 4번 요추와 5번 요추 사이의 디스크(흰색 사각형 안의 디스크)가 찌그러진 것을 볼 수 있다. 그 아래위의 디스크는 70세 여성의 것이라고 보기 힘들 정도로 건강해 보인다. 종판이 깨진 4번 요추와 5번 요추 사이 디스크를 횡단으로 잘라 보니 오른쪽의 그림과 같이 디스크의 오른쪽 종판이 지저분하게 손상된 것을 볼 수 있다(흰색 사각형). 물론 약간의 디스크 탈출증도 있다.

수차례 받아 봤지만 일시적으로 호전될 뿐이었다. 앉아 있으면 통증이 너무 심했고 걸음을 걸을 때도 지팡이를 짚어야 했다. 겉보기에는 우울한 표정 말고 병색이라곤 없는데 지팡이를 짚어야 할 정도라니 디봉의 심각한 충격을 짐작하게 된다.

오랜만에 극장에서 영화를 보려고 해도 허리가 끊어질 듯 아프고 미국에서 온 손자들을 보기도 힘에 겨웠다. 가까운 외국 여행도 큰 스트레스이고, 마음 맞는 친구를 만나 두세 시간 앉아서 이야기를 나누고 집에 와서는 "아야, 아야" 하면서 드러

누워야 한다. 몇 달 후 아들 장가를 보내야 하는데 시부모로서 혼례를 치를 일이 아득하기만 하다.

이 정도면 '디붕'이라는 말이 무색하지 않을 정도의 고통일 것이다. 이처럼 도둑처럼 어느새 찾아와 눈물 나는 고통을 몇 달씩 겪게 되는데 우울증에 빠지지 않을 사람이 어디 있겠는가? 생업을 포기하는 사람도 있고 연세가 좀 있는 분은 차라리 빨리 세상을 떠나는 게 좋겠다고 말씀하시는 분도 자주 본다. 3대 거짓말 중 하나로 치부하기에는 우울증의 깊이가 자못 깊다. 평생을 이렇게 아프면서 살아야 할 것 같다는 생각에 물에 빠진 사람이 지푸라기 잡는 심정으로 주변에서 한마디 하면 무턱대고 따라가서 잘못된 치료를 받다가 점점 더 깊은 수렁에 빠지게 된다.

이 귀부인께서는 다행히도 한 8개월 정도 디붕이라는 수렁에서 고생하다가 나쁜 운동, 나쁜 자세 피하고 척추위생을 꾸준히 지키면서 아주 조금씩 호전되기 시작했다. 일시적으로 악화되는 과정이 수차례 있었으나 1년이 지나면서 상당한 호전을 보였고 얼마 전 진료 때 "세 시간이 넘는 영화 '레미제라블'을 끄떡없이 보았다."라고 할 정도로 '디붕'에서 벗어나는 모습을 보였다.

이것이 바로 **심한 디스크 내부 손상의 전형적인 모습**이다.

디스크성 요통이 생기는 이유

디스크 내부 손상으로 허리가 아픈 것이 디스크성 요통이다. 지금은 당연한 말로 들리지만 학계에서는 한동안 논란이 있었다. 디스크성 요통이라는 것을 믿지 못하겠다는 의견이 아주 강했다.

디스크성 요통을 불신하는 가장 큰 이유는 디스크 내부 손상을 눈으로 확인하기 어렵다는 것이다. 사실 거의 불가능하다. 허리 아픈 적이 없는 사람의 64%에서 디스크에 병변이 관찰되었다는 보고[39]도 있고 **2권 8장의 '상처와 흉터를 구분하지 못하는 MRI' 참조**, 허리가 아픈 적이 없는 사람들의 허리를 MRI 영상으로 찍어 두었다가 심한 요통이 발생한 다음 다시 찍은 MRI 영상과 비교했는데 심한 좌골신경통이 있던 2명을 제외하고는 모두 아프기 전후 큰 차이가 없었다는 연구 결과[4]도 있다 **2권 8장의 '내 아픔 모르는 허리 MRI' 참조**. 한마디로 **디스크성 요통이 심하게 느껴져도 MRI 영상에 반영되지 않는다**는 것이다. 눈으로 볼 수 없으니 믿기 힘들 수 밖에….

그러나 MRI 영상에는 보이지 않지만 심한 디스크성 요통으로 척추뼈를 나사로 고정하는 수술을 할 때 제거된 디스크를 자세히 분석해 보면 **수핵이 밀고 나와 찢어진 섬유륜 쪽에 염증 물질이 많이 증가**된 것이 관찰되었다.[40] 이는 **수핵이 디스크 내부에서 섬유륜만을 찢어도 상처 부위에 강한 염증을 일으켜 통증을 유발할 수 있음을 증명**한 것이다. 올마르케르가 수핵이 탈출되어 신경뿌리에 염증을 일으킨다는 것을 증명한 지 9년이 지난 시점에 발견된 수핵에 의한 디스크 내부 상처의 염증 소견인 것이다.

좌골신경통이 디스크 탈출 때문이라는 것이 밝혀진 것이 1934년이었데 비해 디스크성 요통이 디스크 내부 손상 때문이라는 공식적인 주장이 나온 것은 1986년이다. 호주 멜버른대학 정형외과 헨리 크록(Henry V Crock) 박사는 1970년부터 1986년까지 '디스크 내부 손상(IDD: Internal Disc Disruption)'이라는 개념을 발표[41]했다.

디스크 탈출로 오는 방사통에 비해 디스크 내부 손상으로 생기는 디스크성 요통은 개념 정립은 52년 늦었지만 통증 기전의 증명은 그보다 훨씬 짧아 9년만에 가능했다. 디스크 탈출증과 디스크성 요통의 발전 단계 격차가 점점 더 줄어 들고 있다. 이런 경향을 보면 정확한 치료 지침의 확립은 거의 비슷한 시기에 이루어질 것으로 예상된다.

디스크성 통증을 해결하는 방법들, 과연 올바른가?

크록 박사가 주창한 디스크성 통증의 개념은 디스크 조영술(discogram)이라는 진단법이 적용되면서 점점 더 발전하게 되었다. 디스크 조영술이란 디스크에 바늘을 찔러 넣고 엑스선으

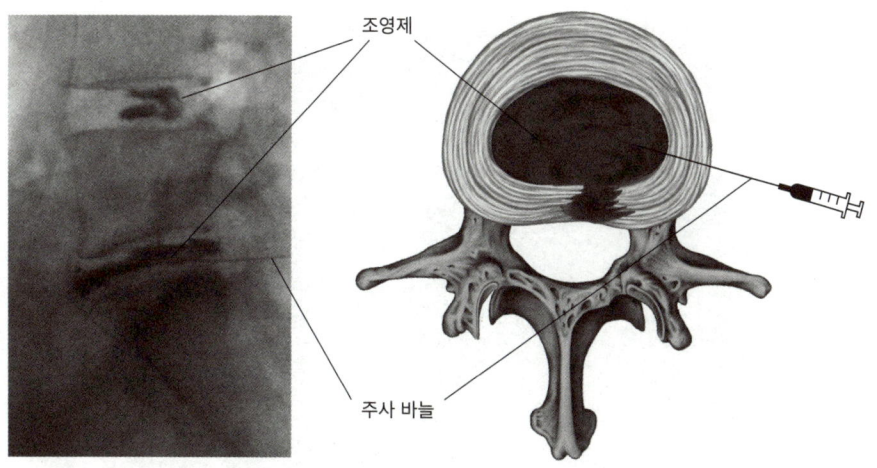

4.6 왼쪽은 디스크 조영술을 시행하는 투시 영상이다. 척추뼈 사이의 빈 공간에 검은색 조영제가 들어 있는 것을 볼 수 있다. 오른쪽 그림은 디스크 내부에 주입한 조영제가 뒤쪽으로 흘러 나와 후방 섬유륜이 찢어진 것을 보여 주는 것이다.

로 볼 수 있는 조영제를 주입하여 디스크 내부가 손상되었는지, 또 그 과정에서 요통 환자가 평소에 느끼던 요통이 재현되는지를 확인하는 것이다 4.6 참조.

그동안 허리가 아픈 환자를 보면서 디스크 내부 손상을 어렴풋이 짐작만 했던 의사들에게는 정말로 반가운 소식이 아닐 수 없었다. 심한 허리 통증이 있는 경우 디스크 조영술을 통해 조영제가 섬유륜의 상처로 흘러들어가는 동시에 평소에 느끼던 통증이 유발되면 "아, 바로 이 디스크에 문제가 있어서 그토록 아픈 것이므로 이 디스크를 치료합시다."라고 확진을 할 수 있다고 생각이 되었다.

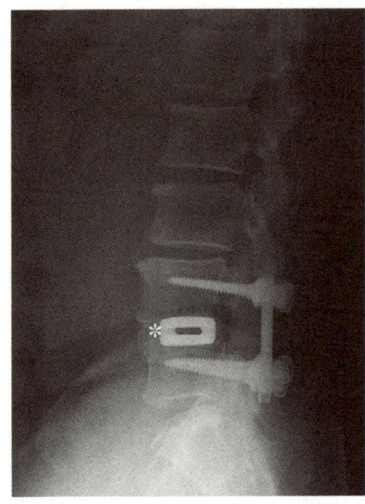 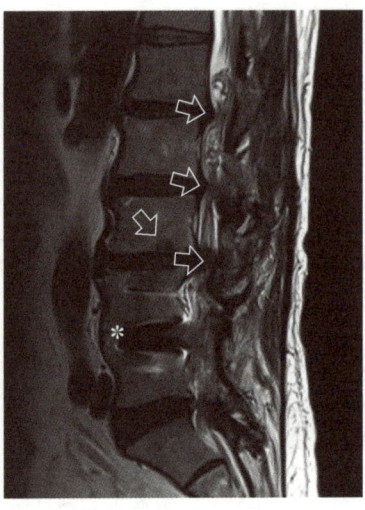

4.7 왼쪽 MRI 영상은 4번 요추와 5번 요추 사이의 디스크에서 심한 통증을 유발했기 때문에 이 디스크를 제거하고 두 개의 척추체를 금속을 이용하여 고정한(척추 유합술) 허리 엑스선 사진이다. 디스크를 제거한 부분에는 디스크 높이를 유지하기 위해 유합용 케이지(＊표)를 삽입한다. 오른쪽 MRI 영상은 같은 환자의 MRI 영상으로 시간이 지나면서 유합된 척추 아래와 위에 있는 디스크가 반복적인 스트레스에 노출되어 손상(화살표)이 진행된 것을 보여 준다. 흔히 말하는 '인접 분절 퇴행'이다.

그리하여 이 방법을 통하여 디스크성 통증을 일으키는 디스크를 찾아낸 다음 해당 디스크를 제거하고 디스크 대신 자신의 골반뼈를 잘라서 집어넣거나 인공뼈를 집어넣은 다음 문제 있는 디스크의 아래위 뼈를 금속으로 고정하는 '척추 유합술'이라는 수술이 유행하기 시작했다 **4.7 참조**.

그런데 유합술을 하고 나서도 통증이 좋아지지 않거나 오히려 더 아픈 경우도 있고, 수술 직후는 괜찮다가 3~4년이 지나면서 심한 디스크성 요통이 재발하는 경우가 유합술을 시행 받은 사람의 40% 정도에서 관찰되는 것이었다. 주로 고정된 척추 바로 옆에 있는 디스크가 손상되어 통증이 재발된다. 몇 개의 척추뼈를 유합술로 고정하면 그 주변의 디스크가 과도하게 스트레스를 받는 것이다. 5명이 한팀이 되어 일을 하다가 2~3명이 사표를 내면 남아 있는 팀원들이 고생하는 것과 같은 이치이다. 이를 **인접 분절 퇴행**이라 부른다. 이를 극복하기 위해 척추뼈를 완전히 고정하지 않고 어느 정도의 움직임이 가능한 인공 디스크나 움직일 수 있는 유합술을 시행하는 방법이 고안되었다. 그러나 이 또한 만족할 만한 결과를 보장하지는 못했다.[42, 43, 44]

일각에서는 허리를 크게 열어 쇠를 박고, 인공 디스크를 넣는 수술적 치료보다 훨씬 간단한 방법으로 디스크성 통증을 치료하는 여러 가지 방법도 고안되었다. 디스크 조영술을 하듯 디스크 내부에 가느다란 관을 집어넣은 다음 찢어진 디스크 부분을 태우거나 녹여 내는 시술법이 발달했다. 그러나 이 방법 또한 처음 나왔을 때는 엄청난 각광을 받았으나 시간이 지나면서 **엄정한 무작위 대조군 연구 결과가 발표되면서 그 효과가 만족스럽지 못하다는 평가**를 받게 되었다.[33]

이처럼 디스크성 통증의 개념이 소개되고, 디스크 조영술로 진단하고, 척추 유합술, 디스크 내부 시술 등의 치료를 해 봐도 흡족한 결과가 나오지 않았다. 의사들은 '이건 뭔가 잘못되었는데.'라는 생각을 하기 시작했다. 이른바 디스크성 통증의 진단과 치료에서 제기되는 쟁쟁한 논쟁이 시작된 것이다.

순천향대의대 이경석 교수의 일갈

평소에 건강하던 40대 회사원이 3년 전 교통 사고를 겪었다. 사고 후 2개월이 지나고부터 허리가 아프기 시작했다. 다리가 아픈 좌골신경통은 없었다. 7개월 동안 여러 가지 방법으로 치료했으나 통증이 좋아지는 기미가 보이지 않아 디스크성 통증으로 진단받았다. 요추 4번과 5번 사이의 디스크를 제거하고 인공 디스크를 삽입하는 수술을 받았다 4.8 참조. 수술 후 9개월쯤 지났을 때 회의 후 일어서면서 다시 허리 통증이 악화되어 지금은 어떤 치료를 받아도 좋아지지 않는다. 아침에 회사에 출근해서 11시쯤 되면 허리가 너무 아파 아무 곳에라도 드러누워야 한다. 매일매일 우울한 마음으로 지낸다고 한다.

디스크성 통증을 치료하고 나서 이렇게 실패하는 상황을 적지 않게 관찰하게 된다. 이런 상황을 지켜보던 순천향대의대 신경외과 이경석 교수는 2003년「디스크 내부 손상(IDD: Internal Disc Disruption)에 대한 진단 기준이 믿을 만한가?」라는 제목의 논문[45]을 영국 신경외과학회지(British Journal of Neurosurgery)에 발표했다.

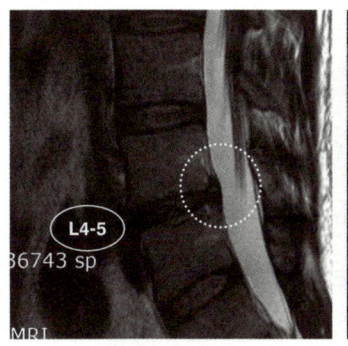 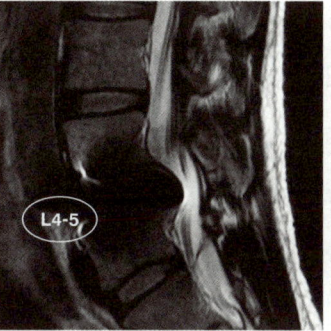 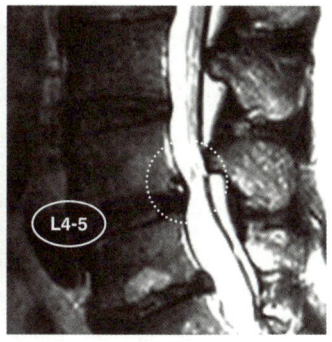

40대 남—수술 전   40대 남—수술 후   42세 남(필자)

4.8 교통사고 후 7개월간 요통을 앓다가 인공디스크 수술을 받은 40대 남자의 수술 전(왼쪽), 수술 후(가운데) MRI 사진. 왼쪽의 수술 전 L4-5 허리 디스크를 보면 필자의 40대 때 디스크(오른쪽)보다 훨씬 더 건강한 것을 알 수 있다. 이 환자의 디스크를 보면서 '어떻게 하면 손상된 디스크를 제거하지 않고 100년 동안 잘 쓸 수 있을까?' 고민하기 시작하였고 그것이 이 책을 쓰게 된 직접적인 동기가 되었다.

    그는 2000년까지 발표된 디스크 내부 손상(Internal Disc Disruption)에 관한 논문 중 동물 실험 등 적합하지 않은 논문을 빼고 26편의 논문을 검토했다. 놀라운 사실은 대부분의 논문에서 디스크 내부 손상(IDD)의 진단을 디스크 조영술을 할 때 유발되는 통증을 기준으로 했다는 것이었다. **'통증이란 주관적이고 개인차가 크다는 것은 누구나 아는 것인데 이를 척추뼈를 유합하는 큰 수술의 근거로 삼는 것이 과연 타당한가?'** 라는, 누가 들어도 타당한 반론이었다.

    그는 논문 말미에 "디스크 내부 손상, IDD라는 용어는 검증되지 않은 수술이나 시술을 하기 위해 의사들이 만들어 낸 병

(IDD: Iatrogenic Disc Disorder)이다."라고 일갈했고 영국 신경외과학회가 이를 게재했던 것이다.

이런 강한 반론이 나오는 불확실한 상황에서도 한쪽에서는 디스크 조영술에 근거한 수많은 척추 유합술과 디스크 내부 시술이 이루어지고 있는 것이 바로 현대 의학의 한 단면이다. 그만큼 디스크성 통증이 오래가고 심한 통증을 유발하기 때문일 뿐만 아니라 특별한 치료 방법이 없기 때문일 것이다.

디스크 조영술을 통한 디스크 내부 손상의 성급한 진단을 반대하는 미국 스탠퍼드대학교 정형외과 유진 캐러기(Eugene Carragee) 박사가 발표한 일련의 연구를 살펴보도록 하자.

캐러기 박사와 75명의 용감한 피험자들

캐러기 박사는 오래전부터 디스크 내부 손상의 진단에 문제 제기를 해 왔다. 그는 디스크 조영술 검사의 위양성률(false positive rate, 실제로는 병이 없는데 검사상으로는 병이 있다고 잘못 진단하는 비율)이 높다는 점에 강한 우려를 표했다. 즉, **나이 들어 퇴행되었지만 통증을 발생시키지 않는 디스크도 디스크 조영술을 하면 찢어진 것이 보이고 통증을 유발할 수 있다는** 것이다. 이런 경우 **멀쩡한 디스크에 수술이나 시술을 가하는 잘못된 치료가 일어날 수 있다고 경고해 왔다.**[46] 그랬더니 디스크 조영술을 신봉하는 그룹에서는 "요통 없는 사람에서 보이는 양성 디스크 조영술 결과는 지금 당장은 통증이 없지만 앞으로 생길 수 있는 통증을 미리 알려주는 것이다."라고 항변했다.

캐러기 박사는 이런 논란을 종식시키기 위해 참으로 놀라운 임상시험을 시도했다. 1997년부터 허리 통증이 없는 자원자 75명을 모아 MRI를 포함한 허리 통증과 관련한 검사를 모두 하고 디스크 조영술을 시행했다. 그와 동시에 나이와 성별이 비슷한 75명의 대조군을 대상으로 해서도 디스크 조영술만 시행하지 않았을 뿐 MRI를 포함한 똑같은 검사를 해 두었다. 놀라운 것은, 대조군에 속한 자원자들에게는 디스크 조영술이라는 침습적 검사를 하지 않았지만 **75명의 실험군 자원자들은 자기 허리를 고치기 위한 것이 아니라 단지 의학적 시험을 위해 이 임상시험에 참여한 것으로 정말 용감한 사람들**이 아닐 수 없다.

10년 전 허리가 아프지 않았지만 임상시험을 위해 자원하여 디스크 조영술을 받은 75명의 용감한 피험자들(10년 후까지 추적 관찰된 환자는 실제로는 50명이었다)의 허리 MRI를 다시 찍어서 대조군의 MRI와 비교해 본 캐러기 박사는 놀라운 결과를 2009년 「디스크 조영술이 디스크 퇴행을 조장하는가?」라는 제목의 논문에서 밝혔다.[34]

10년 전 디스크에 바늘을 꽂고 디스크 조영술을 시행한 사람들과 이들과 같은 나이, 성별의 통증 없는 사람들을 비교해 보았는데 디스크 조영술을 받은 사람이 그렇지 않은 대조군에 비해 디스크의 퇴행성 변화가 훨씬 더 빨리 오고 디스크 탈출증 발생도 더 크더라는 것이다. 더욱 놀라운 것은 **디스크 조영술을 위해 바늘을 꽂은 방향으로 디스크 탈출이 생기는 양상**을 보인 것이다. 신기하게도 101쪽 '더 놀라운 사실, 신경뿌리 염증을 쭉 지켜봤더니'에서 소개한 오타니 박사의 개를 이용한 동물실험 결과와 똑같은 결과를 보인 것이다.

캐러기 박사는 이 연구로 **디스크 조영술이 검사로서 의미가 없을 뿐만 아니라 장기적으로는 디스크를 손상시킬 수 있는 해로운 방법임을 증명**했다. 디스크 조영술에 사용했던 바늘이 당뇨병이 있을 때 인슐린을 주사하는 아주 가느다란 바늘임을 고려할 때 그 **작은 바늘 구멍 하나에도 디스크 퇴행이 오고 탈출이 생긴다**는 사실이 놀라울 따름이다.

허리 속의 찹쌀떡, **100년을 사용해야 할 충격 흡수 장치에는 함부로 손을 대면 안 된다**는 강력한 메시지인 것이다.

'디붕'은 진정 절망인가?

디스크 내부 손상 관련 논란과 자료를 자세히 들여다보면 디붕 자체를 부정하는 것은 아니고 이와 관련한 진단과 치료를 대상으로 한 심각한 반론임을 알 수 있다. 진단 과정에서 잘못된 진단을 근거로 잘못된 치료를 하게 되는 것이 가장 큰 문제이다. 그러다 보니 치료를 하고 나서도 통증이 그대로 남거나 더 심해지는 경우가 많다.

디스크 내부 손상, 디붕이 요통의 원인이 되는가? 된다. 디붕이 요통을 일으키는 가장 흔한 원인이라는 것은 확실하다. 단, 진단이 어렵다.

디붕을 정확히 진단할 수 있나? 어렵다. 왜냐하면 MRI나 디스크 조영술상 디붕의 소견이 보이는데도 안 아픈 사람이 있고 디붕이 심하지 않은데도 무척 아파하는 사람이 있는데 왜 그런지 잘 모른다. 많은 연구자가 그 이유를 어림짐작하고는 있지만 이를 과학적으로 확인할 때까지는 꽤 시간이 걸릴 것 같다.

디붕의 완전한 치료법이 있나? 없다. 디붕에 빠진 디스크를 제거하고 인공 디스크를 넣거나 척추 유합을 하는 것은 극단적인 선택이다. 그런 수술 후 생길 수 있는, 수술 직후 혹은 수술 후 몇 년 후의 후유증을 정확히 알고 이를 감수하면서도 시행해야 할 만큼 절실한지를 놓고 엄청난 고민을 해야만 한다. 요즘은 90세까지 사는 경우가 대부분이므로 수술 후 장기적으로 어떤 모습일지도 반드시 고민해야 한다.

디붕된 디스크에 가느다란 관을 넣어서 조작하는 시술은 어떤가? 이것도 신중히 고려해야 한다. 지름 0.5 mm 바늘로 디스크를 한 번 찔렀는데도 10년이 지나면 디스크 퇴행이 심해지고 탈출이 더 크게 생겼다는 캐러기 박사의 임상 시험 결과를 반드시 기억해야 한다.

그렇다면 디붕은 절망인가? 절대로 그렇지 않다. 디붕은 기본적으로 시간이 지나면 호전된다. 그렇지만 오래 걸린다. 길게는 1년 6개월에서 2년까지 걸릴 수도 있다. 단, 디붕에 빠진 디스크를 점점 더 손상시키지 않는다는 전제하에서 시간이 지나면 좋아진다는 거다. 대부분은 디붕에 빠진 디스크가 아물 만하면 또 손상시키는 일을 반복한다. 10년, 20년간 허리가 아팠던 사람들에게 물어 보면 10년, 20년 내내 늘 똑같이 아팠던 것은 아니고 어떤 때는 좀 낫고 **어떤 때는 더 심해지는 경우가 대부분**이다. 이것이 바로 디붕의 전형적인 코스이다. **아물 만하면 또 손상시키고 나을 만하면 또 삐끗하는 것**이다. 그렇다면 잘 아물고 있는 동안 다시 손상시키지 않으면 될 것 아닌가? **찢어진 디스크의 상처가 낫는 동안 다시 찢어지지 않도록 하는 것, 그것이 바로 척추위생**이다.

디스크성 통증과 관련한 치료는 본질적으로 보존적이다. 나쁜 운동, 나쁜 자세로 디스크가 더는 손상되는 것을 막고 좋은 자세로 디스크가 잘 아물도록 하면 시간이 걸리더라도 반드시 호전되는 것이 디스크성 통증이다. 현재 시도되고 있는, 디스크를 건드리는 수많은 시술과 수술, 인공물 삽입 등이 디스크가 스스로 아물어 들어가서 호전되는 과정보다 더 우수하다는 확고한 근거가 있어야만 정당화될 수 있을 것이다. 더 우수하다는 것은 치료 후 5년이나 10년 정도에서 판단되면 안 되고 30~40년의 긴 시간에 걸쳐 판단되어야 할 것이다. 요즘과 같은 장수 사회에서는 당연히….

디붕은 절망이 아니라 갓난아기다

오래전부터 여러 가지 채널로 자주 뵙곤 했던 국회의장을 지내셨던 분이 가벼운 디붕 증상으로 외래에 오셨다. 허리 아픈 상황을 듣고 MRI 촬영과 신체 검사를 통해 디붕인 것을 확인했다.

"아, 디스크 내부가 손상되어 있는 상태로 보입니다."
"그런가요? 그럼 어떻게 해야 하지요?"
"손상된 디스크를 갓난아기 다루듯 각별히 관리하셔야 합니다."

했더니 잠시 후 던지시는 질문이

"아, 그럼 잘 키우면 곧 튼튼해진다는 말인가요?"

참으로 의미심장한 질문이다. 정치인이지만 몇 권의 베스트셀러를 쓰신 분이라 이치를 꿰뚫어 보는 예리한 시각이다. 그렇다. 디붕은 절망이 아니라 갓난아기다. 갓난아기처럼 조심조심 다루고 잘 보살피면 무럭무럭 튼튼하게 자라지만 아무렇게나 방치하면 굶거나 병에 걸리게 된다. 그게 바로 디붕이다.

디붕에 빠진 디스크를 갓난아기 돌보듯이 하라는 것은 어떤 뜻인가? 조금만 잘못 먹이거나 잘못 다뤄도 크게 잘못될 수 있는 갓난아기처럼 디붕에 빠진 디스크는 아주 사소한 자세, 일상생활 동작으로도 훨씬 더 악화될 수 있다는 뜻이다. 예를 들면 친구를 만나 평소보다 오래 앉아 있는다, 운전을 좀 오래 한다, 바닥에 떨어진 지갑을 줍는다 등의 일상적인 상황에도 디붕에 빠진 디스크는 더욱 손상을 입게 된다. 손상을 입으면 더 심한 통증이 오고 디붕에서 벗어나는 시간이 더 오래 걸리게 된다.

따라서 **나쁜 운동, 나쁜 동작을 최대한 줄이고 좋은 자세를 꾸준히 유지하도록 하는 노력**이 필요하다. 이것이 **척추위생이다. 디붕에 빠진 디스크를 갓난아기처럼 돌보는 최선의 방법**이다. 구체적인 방법을 이해하려면 2권 11장과 12장을 참조하면 된다.

디스크 탈출과 디스크 내부 손상은 완전히 다른 병인가?

그렇지 않다. 개념적인 설명을 위해 디스크 탈출로 생기는 좌골 신경통과 디스크 내부 손상으로 오는 디스크성 통증이 반대되는 개념이라고 설명했지만 둘 다 디스크가 손상되면서 일어나는 문제이다.

어찌 보면 애벌레와 나비의 관계와도 비슷하다. 예를 들어 어떤 건강하던 디스크에 내부 손상이 조금씩 생기기 시작한다면 아주 가벼운 디스크성 통증이 느껴졌다가 금방 없어진다. 애벌레의 시기이다. 이런 디스크 내부 손상이 차츰 반복된다. 해가 가면서 허리는 좀 더 늙어지고 처자식 부양하느라 업무 강도는 강해지는 것도 한 가지 원인이리라.

디스크 손상이 반복되다가 어떤 한계점을 넘기는 일이 생긴다. 회사의 보고서를 쓰느라 며칠 밤을 새우면서 컴퓨터 작업을 하거나 부인의 성화로 무거운 소파를 옮기려고 용을 쓰거나 하는 일이다. 디스크 껍질이 손상되다 못해 내부에 있던 젤리, 즉 수핵이 껍질을 뚫고 튀어 나오는 것이 바로 디스크 탈출증이다. 애벌레 껍질을 벗고 나비가 날아오르는 것이다.

앞서 설명한 대로 디스크 탈출로 생기는 좌골신경통이 평생 가지는 않는다. 여러 가지 방법으로 좌골신경통이 해결되고 나면 은근한 허리 통증이 남는데 이것도 디스크성 통증이다. 나비가 다시 애벌레로 바뀐 것이다. 그런데 통상 나중에 생기는 디스크성 통증은 '디붕'의 상황이 될 정도로 심하게 가는 경우가 흔하다. **디스크 탈출에서 회복될 때, 크게 찢어진 후방 섬유륜이 아물어 들어가는 바로 그때 철저한 척추위생을 지키는 것이 '디붕' 지옥으로 빠지지 않을 비법**이다.

디스크 탈출로 생기는 좌골신경통과 디스크 내부 손상으로 오는 디스크성 통증은 100년을 살아가는 디스크가 겪어 나가는 우여곡절의 대하드라마이다.

명예 교수님이 보여 주신 디스크의 일생

허리가 디붕과 디스크 탈출증을 겪으면서 어떻게 일생을 지내는지를 엿볼 수 있는 병력을 한 번 보자. 필자가 학생 때부터 존경해 마지 않았던 의대 교수님의 병력이다 **4.9 참조**.

- 48세 때 심한 허리 통증으로 일주일간 꼬박 누워서 지낸 병력. 그 후로는 허리 통증 없었음.
- 61세 때 골프 후 심한 허리 통증 발생하여 투약, 물리 치료 등으로 좋아졌다 나빠졌다 반복하면서 지내다 MRI 찍어 봤더니 L1-2번 디스크 탈출 발견됨. 운동하면서 저절로 증상 호전됨.
- 63세 때 무거운 짐을 든 후 다시 허리 통증 발생. 양측 발바닥 저림이 생김. 시간이 지나면서 요통과 우측 엉덩이와 허벅지의 통증이 심해짐. 투약, 물리치료 하면서 지내다가 MRI 찍어 보니 지난 번 보였던 L1-2 디스크 탈출은 없어지고 L4-5 디스크 탈출증이 심한 것 발견함. 경막 외

스테로이드 주사 맞고 통증 호전되어 지내다가 3개월 후 MRI 찍으니 탈출된 디스크 물질이 사라진 소견 관찰됨.

○ 64세 때 우측 허리, 허벅지 통증 발생. 앉아 있을 때 제일 아프고 운전 후 일어나면 오른쪽 사타구니가 땅기는 증상. 운동은 계속 하고 있고 운동으로 체중 4kg 감량. 운동 방법은 스스로 알아서 시행함.

○ 66세 때 심한 요통 발생. 허리 운동 열심히 하고 있으나 호전되지 않음. MRI 촬영하니 L4-5의 종판 손상이 심한 상태. 필자와 상담 후 나쁜 운동 피하고 허리에 좋은 자세와 운동 교육 받음.

○ 67세 때 경막 외 스테로이드 주사 치료 두 차례 더 시행한 뒤 좋은 운동만 하고 있으나 호전과 악화 반복됨. 계획된 해외여행 취소하고 우울해짐.

○ 68세 때 필자와 자세한 상담 결과 몇 가지 나쁜 운동 지속하며 허리가 구부러진 자세로 매일 걷기 운동하고 있음을 발견. 나쁜 운동과 나쁜 자세, 좋은 운동과 좋은 자세 다시 교육 받음. 수개월 후 요통 호전됨. "이제는 어느 정도 궤도에 오른 것 같다."라고 하심. 통증도 없어지고 자세가 많이 좋아짐.

이상의 내용은 실제 상황이다. 요약해 보면 48세 때 급성 요통을 앓았고 61세부터 64세 때까지 디스크 탈출로 생긴 좌

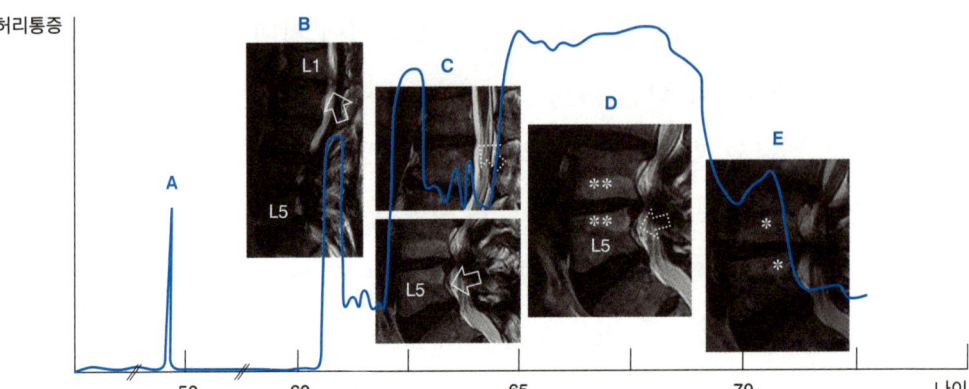

A 48세 심한 요통으로 일주일간 침상생활
B 61세 골프 후 심한 요통으로 약물, 물리치료 받음
C 63세 무거운 여행가방 든 이후 심한 요통, 다리 통증, 경막 외 스테로이드주사후 호전
D 66세 허리 운동을 계속하면서 심한 요통 발생
E 68세 나쁜 허리 운동 중지하고 걷기 자세 바르게 하면서 허리통증 호전: 러닝머신 시속 5 km 20분 가능, 해외 여행 가능

4.9 명예 교수님의 일생에 걸친 요통의 진행 과정과 시점별 MRI 영상 소견. 디스크가 탈출(흰색실선 화살표)되었다가 줄어들고(흰색점선 화살표) 디스크 주변의 뼈의 손상(**표시)이 진행되다가 호전(*표시)되는 전형적인 양상을 잘 보여준다. 좀더 이른 시기에, 더 젊었을 때 더 좋은 허리 관리법을 배웠더라면 고생을 덜했을 텐데 하는 아쉬움이 남는다. 다행스럽게도 68세 이후에는 척추위생을 철저히 지켜 70대 중반이 지난 최근에는 큰 불편 없이 잘 지내신다.

골신경통과 디붕으로 온 디스크성 통증을 겪었다. 이로부터 헤어나기 위해 스스로 알아서 하게 된 운동이 디붕을 악화시켰고 66세 때는 정말 갓난아기 같은 디붕에 빠졌다. 심한 디붕으로 나쁜 운동, 나쁜 자세 피하고 좋은 운동, 좋은 자세 배우면서 2년이 지나면서 디붕의 수렁에서 빠져 나온 것이다(다음 장에 디붕에서 빠져나온 과정을 좀 더 자세히 설명할 것이다).

지나간 과거사를 어떻게 할 수는 없지만 만약 48세에 처음 급성 요통을 겪으셨을 때 '**나쁜 운동과 나쁜 자세, 좋은 운동과 좋은 자세**'의 개념을 잘 알고 **실천했더라면** 어땠을까? 아마도 61세부터 7년간 겪었던 고통의 기간은 피할 수 있었지 않았을까? 혹은 그 과정을 겪는다 해도 약하게 지나갔을 수 있지 않을까 하는 생각을 떨쳐버릴 수 없다.

만약 66세 때 최악의 디붕을 겪으면서 '나쁜 운동과 나쁜 자세, 좋은 운동과 좋은 자세'를 잘 알고 호전되는 방향으로 선회했지만 **이때 나쁜 운동을 계속 했더라면** 어떻게 되었을까? 그 결과는 생각만 해도 끔찍하다.

다행스럽게도 교수님은 이후 69세 때 크루즈 여행도 다녀왔고, 71세에는 2시간 걷기 운동, 등산도 가능해졌다. 아팠다 안 아팠다를 반복하면서 잘 지내다 74세 때 누군가의 권유에 따라 깊게 앉는 스쿼트 운동을 하게 되면서 일시적으로 방사통이 재발했다. 즉시 스쿼트를 중지하자 당연히 좌골신경통이 좋아졌다.

한동안 3개월에 한 번씩 진료실을 찾았는데 요즘은 6개월, 1년에 한 번씩 오신다. 2018년 12월에 다시 찍어본 MRI상 디스크 탈출은 좀 더 줄어들었고 종판 주변의 멍은 많이 호전된 상태였다.

교수님의 사례를 지켜보며 다시 한 번 확인한 것은 '나쁜 운동과 나쁜 자세는 피하고 좋은 운동과 좋은 자세를 많이 하는 것이 허리 디스크에 가장 중요하다는 것이다. 그것이 **척추 위생**이다.

허리는 예금통장이다!

2010년 11월 캐나다 토론토 근처에 있는 워털루대학의 스튜어트 맥길(Stuart McGill) 교수를 찾아간 적이 있다. 그때 요통 환자와 상담하는 모습을 볼 기회가 있었는데 요통이 있는 허리를 '잔액이 얼마 남지 않은 예금통장'에 비유했다.

"당신이 허리에 잘못된 동작과 잘못된 자세를 가하면 은행 계좌에서 돈이 빠져나가고 좋은 동작과 좋은 자세를 많이 가하면 잔액이 쌓이는 것이다."라고 했다. 한마디로 나쁜 자세와 나쁜 운동을 많이 하면 디스크가 점점 더 손상되고 좋은 운동과 좋은 자세를 많이 하면 손상되었던 디스크가 점점 더 아물어 들어가서 튼튼해지고 아프지 않게 된다는 뜻이다.

물론 어떤 뜻인지는 이해가 갔지만 왜 하필 예금통장의 잔액을 예로 드는지 의아했다. 서양 사람이 흔히 비유하는 포도주 통의 포도주 양이나 쿠키 단지 속의 쿠키 양으로도 비유할 수 있었을 텐데 말이다. 예를 들면 "좋은 운동과 좋은 자세를 많이 하면 당신 포도주 통에 포도주가 채워질 것이고 나쁜 운동과 나쁜 자세를 많이 하면 포도주를 꺼내 마시는 것과 같은 거요."라고 할 수도 있을 텐데. 너무 돈을 밝히는 비유가 아닌가 싶었다.

그런데 그 후 시간이 지나면서 디스크성 요통 환자를 많이 만나고 오랜 기간 관리를 하게 되면서 디스크성 요통의 손상된 디스크의 상태를 비유하기에 포도주 통은 적절하지 않다는 것을 알게 되었다. 디스크의 건강도를 반드시 예금통장에 비유해야 하는 이유는 다음과 같다.

예금통장은 돈이 없음과 많음의 격차가 엄청 크다. 포도주 통이 아무리 커도 돈이 수십억 원 들어 있는 통장과 100원, 200원 들어 있는 통장의 차이와는 비교가 되지 않는다. 이토록 큰 차이가 나는 상황으로 디스크의 상태를 비유해야 하는 이유는 그만큼 디스크 손상이 심한 상태와 튼튼한 상태 사이의 격차가 크기 때문이다. **디스크 손상으로 심한 요통을 겪는 사람은 걸음을 걷기 위해 살짝 내딛는 발짝에도 심한 허리 통증을 느끼는 반면에 디스크가 튼튼한 사람은 축구공을 뻥뻥 차도 전혀 통증이 없다.** 가만히 누워 있다가 한쪽으로 돌아 누우려고만 해도 허리가 끊어질 듯 아픈 디스크와 거꾸로 매달려 아령을 들고 윗몸일으키기를 해도 끄떡없는 디스크의 차이를 포도주 통 속 포도주의 양이 많고 적음으로 비유할 수가 있을까?

디스크의 건강도와 예금통장의 잔액 사이의 또 다른 중요한 유사성은 "축내지 않고 가만히 내버려두면 차츰 좋아지고 늘어난다."라는 것이다. **포도주 통의 포도주는 가만히 내버려둔다고 양이 늘어나지는 않는데 은행의 잔액은 가만히 두어도 이자가 붙지 않는가? 허리 디스크도 나쁜 자세와 나쁜 운동으로 손상을 가하지만 않으면 시간이 흐르면서 점점 호전되는 것이다.** 허리에 좋은 운동을 찾아서 하지 않아도, 나쁜 운동과 나쁜 자세만 피하면서 일상생활만 잘해도 시간이 지나면서 요통은 좋아지게 되어 있다. 식칼로 딱딱해진 가래떡을 썰다가 칼에 손이 베여도 가만히 두면 저절로 흉터가 생기면서 붙는 것과 마찬가지로 손상되었던 디스크, 디붕에 빠진 디스크도 시간이 지나면 저절로 아물게 된다. 우리 몸의 다른 조직이나 기관이 그러하듯이 디스크에도 생체의 자연 치유 메커니즘이 있기 때문이다.

이자가 붙어 돈이 모이려면, 즉 시간이 지나면서 디스크가 아물려면, 얼마나 시간이 지나야 하나? 당연히 잔액이 얼마나 있느냐에 따라 다르다. 젊은이의 튼튼한 디스크는 잔액이 아주 많으므로 짧은 시간에 큰 이자가 붙어서 금방 낫는다. 연세 드신 분의 디스크는 일생을 걸쳐 돈을 썼으므로 잔액이 얼마 남지 않아 한 번 디붕에 빠지면 빠져나오는 데 시간이 꽤 걸린다. 아주 심하게 디붕에 빠진 후 나을 때까지는 2년 이상 걸릴 수도 있다. 따라서 지금 심한 디붕이라는 수렁에 빠져 산책도 어렵고 쇼핑도 어려운 사람은 나쁜 자세와 나쁜 운동을 피하고 2년간 몸조심하면서 수렁에서 차츰 빠져 나올 수 있다는 희망을 가지고 끈기 있게 노력하는 것이 필요하다.

2년을 어떻게 기다리란 말이냐 하고 역정 내는 분도 있다. 그렇게 막막해할 필요는 없다. **2년이란 기간은 손상된 디스크가 상당히 회복되는 기간을 뜻한다. 나쁜 운동과 나쁜 자세를 피하면서 한 3개월만 지나도 디붕의 눈물을 닦을 수 있을 만한 상태는 된다.** 칠흙같이 깜깜한 토굴 속에서 방향을 잃고 이리저리 더듬더듬 기어다니다가 멀리서 바깥 세상과 통하는 한 줄기 빛이 보이는 것을 느끼는 데는 3개월 정도 근신하면 된다는 것이다.

허리 부자는 어쩌다 허리 빈털터리가 되었나?

튼튼한 디스크로 살다가 디붕에 빠져 심한 디스크성 요통으로 고생하게 되는 과정은 큰 부자로 살다가 돈을 흥청망청 낭비하여 가난뱅이가 되는 과정과 정말로 흡사하다.

부자일 때(허리가 튼튼할 때)는 강한 자신감과 왕성한 정력으로 사회생활을 하기에 누가 봐도 멋진 모습이다. 그러다가 주식 투자를 잘못해서(허리를 잘못 놀려) 한두 번 자금난(급성 요통)을 겪는다. 하지만 워낙 가진 예금, 주식, 부동산 등이 많아 금방 회복한다. 통상 며칠 내지 한 달 내로 자금난에서 벗어난다. 이런 자금난을 한두 번 겪고 나서 정신을 차리고 자신의 잘못된 재테크 방향을 반성하고 건전한 방법으로 전환하면 부를 잘 유지하면서 평생 편안하게 살 수 있을 것이다.

문제는 많은 사람이 한두 번의 자금난(급성 요통)을 겪고 나서 잘못된 길에 빠진다는 것이다. "아이고, 이러다 재산이 더 축나면 어떻게 하지? 돈을 빨리 더 벌어야겠어." 하면서 리스크가 높은 투자(허리를 손상시킬 수 있는 나쁜 운동)를 감행한다.

당연히 투자에 실패하는 횟수가 많아지고(반복되는 디붕으로 생기는 만성 요통) 급기야는 헤어날 없는 수렁(심한 디붕으로 오는 극심한 요통)에 빠진다. 이 정도 상황이 되면 수중에 가진 돈이 없어 용돈을 달라는 아이들이 겁나듯, 걷다가 마주 오는 사람을 피하려고 방향만 살짝 바꾸는데도 허리에 번개가 치듯 뜨끔함을 느끼니 집을 나서기조차 겁난다.

이때부터라도 늦지 않았다. 리스크 높은 투자(나쁜 운동)를 빨리 접고 푼돈이나마 착실히 벌 수 있는 데를 찾아다니면서 돈을 조금씩 모으면(좋은 자세와 좋은 운동을 계속 하면) 은행에 잔액이 조금씩 쌓이게 된다. 궁핍하지만 착실한 생활을 꾸준히 하다 보면 은행에 푼돈이 쌓이고 또 그 돈에 이자(이율이 상당히 높다)가 붙으며 어느 정도의 시간이 지나면 재력이 꽤 쌓이게 된다(디스크의 강도가 높아져서 웬만한 동작과 자세에도 통증이 발생되지 않게 된다). 완전한 빈털터리에서 하루 일당을 저축하면서 한 2년 지나면 따뜻한 밥 먹고 뜨끈한 아랫목에서 잠을 청할 수 있게 된다는 것이다. 그 정도면 나쁘지는 않지 않은가? 희망을 가지고 한 2년간 도 닦는 마음으로 허리 관리를 해 볼 만하다.

그런데 착실히 푼돈 모으고 적금 부어 차근차근 일어서려고 하지 않고 일확천금을 꿈꾸며 한방에 해결하려는 사람들이 생각보다 많다. "부모님이나 장인장모님이 목돈을 쥐여 주겠지", "도박으로 크게 한번 벌어 봐야지.", "형제들 가진 거 쥐도새도 모르게 가져가야지." 이렇게 기대하면서 스스로 꾸준히 노력할 생각은 안 하는 사람이 많다. 주변에 이런 한탕주의를 부추기는 분위기도 한몫한다. 허리 통증도 마찬가지이다. 한탕주의는 통하지 않는다. 마음가짐을 바꿔야 한다. 그렇지 않으면 희망이 없다.

달라져야 낫는다!

심한 디붕에 빠져 허리가 아픈 사람들의 공통적인 분위기는 우울감이다. 병원에 찾아올 때까지 통상 수개월 동안 헤어날 수 없는 요통을 겪게 되므로 우울할 수밖에 없다. 좀 앉아 있으면 허리가 아파 영화관에 가서 영화를 볼 수도 없고 오래전부터 동창들과 약속했던 해외여행도 고민 끝에 취소하게 된다.

앉았다 일어서기만 해도 허리가 뻐근하고 아침에 일어나 세수하려고 허리만 굽혀도 "악!" 소리가 절로 나는데 대책이 없다. 여기저기 용하다는 병원, 사이비 치료 등을 전전해 보지만 크게 좋아지는 것 같지 않고 때로는 치료받고 나면 더 아프기도 하고 도대체 얼마나 고생해야 나을지? 어떻게 하면 나을지? 과연 나을 수는 있을지? 이렇게 사느니 차라리 죽는 것이 낫지 않을까? 이런 생각을 하게 된다. 낙심 천만에 한숨이 절로 나오고 자신감이 사라진다.

이런 사람을 많이 본다. 우울한 탓에 사소한 문제에도 강하게 집착하는 경향을 보이기 때문에 진료실에서 응대하기가 쉽지 않다. 병력을 말할 때도 가벼운 요통을 겪는 환자에 비해 엄청 길다. 등장인물도 무수히 많다. 당연히 오랜 기간 심하게 아파 여기저기 다녔기 때문이다. 작은 일에 집착이 강해 며칠 전 있었던 잘못된 자세 때문에 지금 허리가 엄청 망가졌을 거라며 걱정이 태산이다. 통증 걱정이 엄청나 했던 질문을 또 하고 또 하는 아이 같은 모습을 보이기도 한다. '정신과 진료를 받아야 할 정도인데'라는 생각이 드는 경우가 대부분이다.

진료실에서 처음 만나므로 이런 환자의 병전 상태는 알 수 없고 원래 성격이 그렇게 우울하고 예민한 것으로 단정하게 된다. 그런데 3시간 대기 3분 진료의 패턴을 벗어나 좀 더 오랜 시간을 할애하여 병전 상태를 들어 보면 깜짝 놀랄 때가 많다. 지금은 허리가 아파 몇 달 동안 바로 서지도 못하고 한숨만 푹푹 쉬고 있는 예민한 노신사가 50대 후반까지만 해도 필자보다 훨씬 활동적이고 강한 운동을 하던, 활기 충천하는 상남자였다는 것이다.

분명 하루아침에 왕성한 기운을 완전히 잃어버리지는 않았을 것이다. 길고 긴 시간 서서히 조금씩 디스크 손상이 진행되다가 눈물로 밤을 지새우는 시기에 도달한 것이 분명한데 '오랜 시간 서서히 무너져 내리는 디스크를 잘 관리하는 법을 좀 더 일찍 알았더라면' 하는 안타까운 마음이 든다. "지금이라도 늦지 않았습니다. 희망을 가지고 2년만 꾸준히 노력해 보십시오. 좋은 날이 올 겁니다."

요점 정리

1   디스크가 꼭 탈출되지 않아도 내부의 손상만으로도 심한 허리 통증을 일으킨다.

2   디스크 내부 손상 시 처음에는 별로 아프지 않으나 손상이 반복되어 상처가 깊어지면 2년 이상 고생할 만큼 심한 통증에 빠진다. 바로 디스크 붕괴(디붕)의 상황이 된다.

3   디붕은 수렁에 빠진 것과 같다. 허우적댈수록 더 깊은 수렁에 빠져 헤어 나오지 못한다.

4   디붕에 빠진 사람은 지푸라기라도 잡는 심정으로 이것저것 시도하다가 디스크가 더 망가지게 된다.

5   디붕에 빠진 사람은 부귀영화를 누리다가 빈털터리 알거지가 된 것과 같다. 일확천금을 꿈꾸지 말고 성실한 노력과 끈기 있는 기다림으로 재기해야 한다.

6   성실한 노력은 나쁜 자세, 동작, 운동을 줄이고 좋은 자세, 좋은 동작을 몸에 익혀야 한다.

7 허리 운동을 강하게 하여 디붕의 통증을 이겨 나가겠다는 어리석은 생각은 버려야 한다. 디스크가 다 아물 때까지 기다려주는 것이 필요하고 허리 강화 운동은 그 다음에 생각할 일이다.

8 디붕에 빠지면 인간성이 변하고 우울증에 빠진다. 주변 사람들은 아픈 사람의 우울함을 탓하지 말고 디붕의 늪에서 서서히 빠져나올 수 있도록 기다려 주고 지지해 줘야 한다.

5장
협착증은 희망이 없는가?

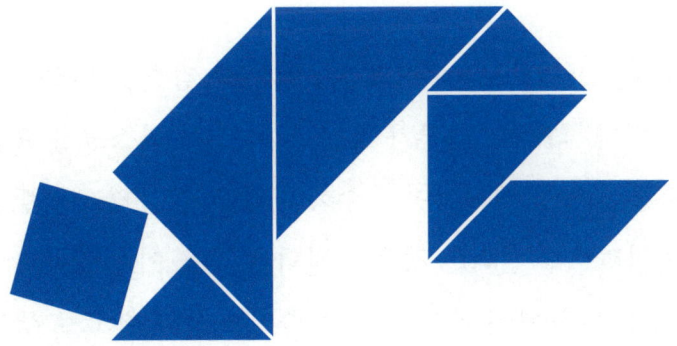

디스크입니까, 협착입니까?

다른 병원에서 촬영한 영상물을 가지고 온 분들이 자주 하는 질문이다. 내 허리가 디스크 문제 때문에 아픈 것인지 아니면 척추관협착증 때문에 아픈 것인지를 감별(鑑別)해 달라는 뜻이다. 대부분의 경우 질문할 때의 표정이 매우 간절하다.

"협착과 디스크를 감별해 달라고 하시는데, 협착이 어떤 병인지, 디스크는 무슨 병인지는 알고 계신가요?"
"에이, 그걸 내가 어떻게 알아!"
"아니, 각각의 병이 어떤 것인지도 잘 모르시면서, 감별만 해 달라고 하시니 좀 공허하네요…"
"다른 것은 잘 모르겠고, '디스크'는 수술을 안 해도 나을 수 있는데 '협착'은 그냥 두면 가망이 없어 나사를 박는 큰 수술을 해야 한다니까 걱정이 태산이야. 그러지 말고 좀 찬찬히 살펴봐 줘…"

간절한 표정으로 '디스크'와 '협착'의 감별을 원하는 가장 큰 이유이다. 디스크 내부가 조금 찢어지는 '디스크성 요통'이나 섬유륜이 왕창 찢어지면서 수핵이 탈출하는 '디스크 탈출증'은 자연경과로 호전되는 경우가 많다는 것을 이제 많은 사람이 알고 있다. 탈출된 수핵이 저절로 줄어들고, 수핵으로 생긴 신경뿌리의 염증도 자연적으로 없어진다. 크고 작은 섬유륜의 상처도 오랜 시간이 지나면서 아물게 된다.

그런데 '협착(狹窄)'이라는 것은 도대체 무엇인가? 좁을 협(狹)에 좁을 착(窄)이니 뭔가가 좁아졌다는 뜻인 것 같긴 한데….

협착증에는 무엇이 좁아져서 문제인지, 협착이 오면 저절로 좋아질 희망이 없는 것인지? 반드시 큰 수술을 해야만 하는 것인지를 알아보자.

척추관협착증 진단과 흔들고 치는 고스톱

협착증으로 진단받고 오는 환자 중 상당수는 엄밀한 의미의 척추관협착증이 아닌 경우를 많이 본다. '협착'이라는 진단이 남용되는 경향이 높다는 뜻이다.

척추관협착증의 영상의학적인 진단은 MRI 영상을 기준으로 한다. 척추관을 둘러싸고 있는 3가지 중요 구조물 모두의 변화로 척추관을 좁게 만들고 있을 때 척추관협착증이라고 진단한다.[47] 척추관을 둘러싸고 있는 3가지 구조물이란 앞쪽의 디스크, 뒷부분의 양쪽 후방관절, 뒤쪽 가운데 부분의 황색인대이다. ①디스크가 뒤로 밀리고 ②후방관절이 커지며 ③황색인대가 두꺼워지는 3가지 조건이 모두 존재하면서 척추관이 좁아질

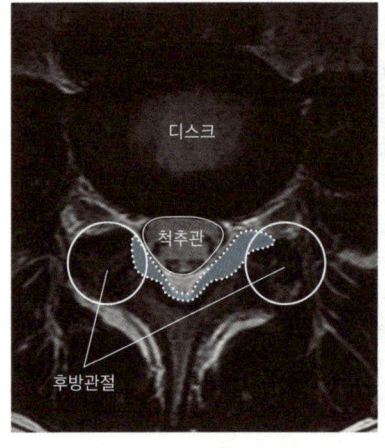 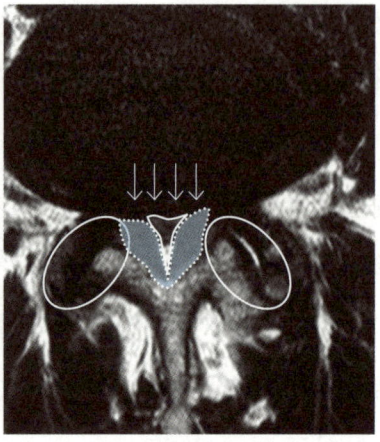

정상 척추관   협착된 척추관

5.1 왼쪽의 정상 척추관에 비해 오른쪽의 협착된 척추관을 살펴보면 ① 앞쪽에 있는 디스크가 뒤로 밀려나 있고(화살표) ② 후방관절이 커져 있으며(흰색 타원) ③ 황색인대(점선으로 둘러싼 V자 모양의 구조물)가 훨씬 더 두꺼워져 있다. 척추관을 둘러싸고 있는 3가지 구조물의 변화에 따라 척추관이 심하게 좁아져 있는 상태를 척추관협착증이라고 한다.

때 비로소 척추관협착증이라고 진단한다는 뜻이다 5.1 참조.

협착증 진단이 남용되는 경우를 보면 고스톱에서 '흔들고 치면 두 배를 받는' 규정이 떠오른다.

흔들고 치는 고스톱이란, 게임을 시작할 때 같은 패 3장이 들어오면 이를 상대방에게 '흔들며' 미리 보여주는 것이다. 자신의 패 3장을 미리 공개함으로써 당연히 불리한 상황이 되지만 열심히 노력하여 이기는 경우에는 두 배의 배당금을 받는 장점이 있어 필자가 즐겨 이용하는 규정이다.

같은 패 3장이 있어야 흔들고 칠 수 있듯이 척추관을 좁게 만드는 3가지 구조물, 즉 디스크, 후방관절, 황색인대가 모두 변화돼 있어야 척추관협착증으로 진단될 수 있다. 때로는 후방관절이나 황색인대는 멀쩡하고 디스크만 크게 탈출되어 척추관이 좁아졌는데도 '척추관협착증'이라고 진단하는 경우**5.2 참조**가 있다. 한 장의 패만 흔들고 배당금을 두배로 달라고 요구하는 것과 같은 형국이다.

때로는 척추관은 전혀 좁아지지 않았는데 '협착'이라고 진단받는 경우가 있다. 주로 디스크가 찌그러지고 낮아져 디스크가 들어 있는 공간이 좁아졌을 때 이를 '협착'이라고 부른다. 물론 '협착'이라는 단어를 '좁아졌다'라는 일반적인 의미로 사용한다면 틀린 것은 아니지만 허리가 아픈 사람에게 의학적인 진단의 의미로 이 용어를 사용할 때는 **디스크 공간이 좁아진 것을 '협착'이라고 하는 것은 피해야 한다.** 척추관이 좁아진 척추관협착증을 '협착'이라고 줄여서 말하기 때문이다. 매우 혼란스럽게 된다.

디스크 공간이 좁아진 것을 '협착'이라고 진단하는 것은 게임을 시작할 때 **화투패가 아니라 본인의 머리를 흔들고는 '흔들고 쳤으니 두 배를 달라'라고 억지 주장을 하는 것**과 같은 형국이다.

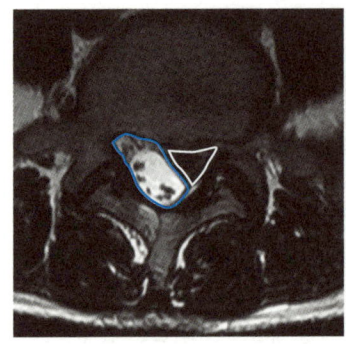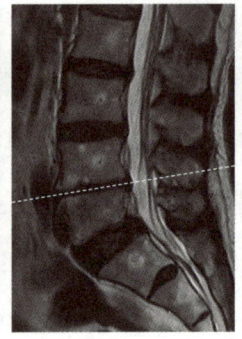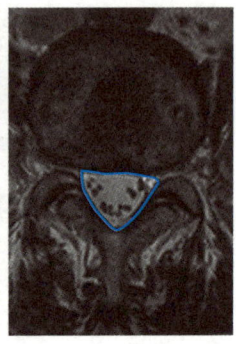

5.2 척추관협착증 진단이 남용되는 경우. 왼쪽 그림은 디스크만 탈출(흰색 실선)되어 척추관(파란색 선)이 좁아진 상태이다. 후방관절이나 황색인대는 지극히 정상이다. 이런 경우는 척추관이 좁아지기는 했지만 척추관협착증이라고 진단하지는 않는다. 오른쪽 그림은 척추관(파란색 선)은 축구장만큼 넓은데 디스크가 들어간 자리(흰색 점선이 지나가는 부분)만 좁아진 상태이다. 디스크 공간이 좁아진 것이지 척추관이 좁아진 것은 아니므로 척추관협착증이 아니다.

간헐적(間歇的) 파행(跛行)이란?

진료실에서 척추관협착증 진단을 붙일 때는 2가지 주된 현상이 동시에 관찰되어야 한다. 앞에서 설명한 디스크, 후방관절, 황색인대의 변화로 **척추관이 좁아지는 것이 첫 번째이고 간헐적(間歇的) 파행(跛行)이 두 번째**이다.

'간헐적(間歇的)'이란 주기적으로 반복됨, '파행(跛行)'이란 절뚝거리면서 걷기 힘든 상태를 뜻하므로 '간헐적 파행'이란 **걸음을 걷다 보면 더는 걷기가 힘든 상황이 주기적으로 반복되는 현상**을 뜻한다.

아래는 간헐적 파행을 느끼는 환자가 실제로 들려 준 내용이다.

"앉아 있을 때는 아픈 것을 전혀 몰라. 일어서서 걸어도 처음에는 별 탈 없는데 한 500 m 정도 걷고 나면 더 못 걷겠어. 벽을 잡고 서거나 길가 벤치에 앉거나 쭈그리고 앉아야 돼. 그렇게 잠깐 앉았다가 다시 일어서면 한동안 걸을 수 있어. 그러다가 또 다시 쉬었다 가고, 쉬었다 가고 하면서 공원을 한 바퀴 돌아…."

간헐적 파행이란 걸어가다가 더는 걷기 힘든 상황이 되어 잠시 쉬어야 하고, 그 다음에는 또 좀 더 걸을 수 있는 상황이 계속 반복되는 현상을 뜻한다.

간헐적 파행은 척추관협착증의 가장 중요한 증상이다. 디스크 탈출로 생기는 방사통은 앉아 있을 때 더 심하고, 서서 걷기 시작할 때 많이 아프다가 걸으면 걸을수록 통증이 나아지는 양상을 보인다. 척추관협착증 때 보이는 간헐적 파행과는 반대라 확연히 구분된다.

그런데 척추관이 좁아진 것과 간헐적 파행이 동시에 존재해야 척추관협착증으로 진단한다. 척추관이 아무리 좁아져 있어도 **간헐적 파행이라는 증상이 없으면 척추관협착증이라는 병명을 붙일 수 없다. 아프지 않기 때문이다.** 허리의 척추뼈와 물렁뼈가 퇴행되어 척추관이 아주 좁아져 있다고 해도 전혀 아프지 않다면 병(病)으로 볼 수 없다. **척추관이 심하게 좁아져 있어도 아무런 증상이 없는 경우가 83%에 이른다고 한다**[48].

마찬가지로 간헐적 파행이 있어도 디스크 탈출만 있고 후방관절이나 황색인대가 정상이면 척추관협착증이라고 진단하지 않는다. 디스크 탈출로 생기는 방사통도 때로는 걷다 보면 더 심해지는 경우가 있기 때문이다. 참고로 다리로 내려오는 동맥혈관이 시원치 않을 때에도 간헐적 파행이 보인다. 이때는 굳이 앉아서 쉬지 않아도, 가던 걸음만 멈추고 있으면 파행이 풀리는 양상이 특징이다.

간헐적 파행으로 찾아내는 협착증의 실마리

간헐적 파행 즉, 걷다 보면 더 걷기가 힘들어 잠시 쉬어야 하는 현상이 반복되면 이를 자세히 관찰해 보자. 간헐적 파행이 어떤 양상으로 나타나는지를 자세히 알면 협착증을 해결하는 실마리가 내 손안에 들어온다.

첫째, 매일 매일 달라지는 파행 거리를 늘 체크해야 한다. 걷기 시작한 다음 더는 못 걷게 될 때까지가 얼마나 걸리는지를 늘 알고 있어야 한다는 뜻이다. 500 m일 수도 있고 5분일 수도 있다. 열 발짝일 수도 있고 버스 한 정류장 거리일 수도 있다. 중요한 것은 **파행이 생기는 거리를 매일 체크해서 협착증이 더 심해지는지 아니면 좋아지는지를 판별하는 것이 중요**하다. 신기한 것은 **파행이 생기는 거리가 그때그때 달라지는 경우가**

많다는 것이다. **허리에 해로운 자세를 많이 하면 파행거리가 짧아지고 척추위생을 잘 지키면 점점 길어진다.** 어떤 행동을 하고 나면 파행거리가 길어지고 어떤 자세를 하고 나면 파행거리가 짧아지는지를 정확히 파악하면 멀리서 손짓하는 승리의 여신을 보게 된다. **파행거리를 짧게 하는 행동을 피하고 파행거리를 길게 하는 행동을 많이 하면 곧 여신을 만나게 될 것이다.**

둘째, 파행의 이유를 명확히 파악한다. 파행이 오면 즉, 더 걷기가 힘든 상황이 오면 '왜' 더 못 걷게 되는지를 정확히 파악해야 한다. 크게 ① **허리 가운데가 아파서** ② **다리가 땅겨서** ③ **감각이 둔해지면서 허공을 딛는 것 같아 불안해서** ④ **다리에 힘이 빠져서** 더 못 걷게 된다. 4가지 이유가 각각 작용하기도 하고 ①+③ 혹은 ②+③+④로 서로 겹쳐서 괴롭히기도 한다. 중요한 것은 각각의 경우가 무엇을 의미하는지를 알아야 한다.

- ① 허리 가운데가 아파서 파행이 오면 **협착의 증상이 심하지 않거나 거의 다 나아가는 상황**이라는 뜻이다. 요추전만을 유지하는 척추위생을 열심히 하면 조만간 서서히 낫게 된다.
- ② 다리가 땅겨서 파행이 온다면 **다리로 가는 신경뿌리에 염증이 있어 방사통이 있다**는 뜻이다. ①보다는 좀 더 시간이 걸릴 것이라 예상된다. 다리 땅김이 심하면 소염제를 2~3주 지속적으로 복용하거나 '신경차단'이라는

틀린 이름으로 불리는 스테로이드주사를 맞는 것도 도움이 된다 **1권 3장의 '신경뿌리 스테로이드 주사, 질문과 대답(FAQ)' 참조**. 다리 땅김이 좋아지면서 허리 가운데가 아파 파행이 오는 ①의 상황이 오는 경우를 많이 본다. 좋아지는 과정이다.

③ 감각이 둔해지면서 발이 허공을 딛는 것 같거나 빈대떡이 발바닥에 붙은 것 같아 불안해서 못 걷게 되는 것은 협착으로 감각신경이 둔해진다는 뜻이다. 엉덩이에 열풍기를 쐬는 느낌, 스펀지나 모래를 밟는 느낌도 같은 범주에 속한다. ①, ②보다는 회복에 더 많은 시간이 걸릴 것으로 예상하면서 척추위생을 더욱 철저히, 오랫동안 지속하는 것이 좋다. 발바닥 전체에 붙은 빈대떡이 줄어들어 발끝에만 느껴진다면 호전되는 것이므로 희망을 가지면 된다.

④ 걷다가 다리에 힘이 빠진다면 운동신경뿌리가 협착의 영향을 받는다는 뜻이다. 가장 심한 상태이며 회복하는 데도 오래 걸린다. 다리에 힘이 빠지는 것이 점점 더 심해져서 걷지 않아도 힘이 약해지는 상황이 진행한다면 수술적 치료도 고려해야 한다. 그러나, 걷다 보면 힘이 빠지는 것 같은데 잠시 쉬어서 다시 회복된다면 수술보다는 지속적인 척추위생을 시도해 보는 것이 좋다.

셋째, 걷는 동안 달라지는 파행거리의 변화 양상을 체크하라.
걷기 시작한 다음 첫 번째 파행이 와서 쉬었다 다시 걸을 때 그다음 파행거리가 길어지는지 짧아지는지를 잘 체크하라는 뜻이다. 예를 들면 처음에는 10분을 걷고 나서 파행이 오는데 잠시 쉬었다가 다시 걸으면 5분 만에 또 쉬어야 하는 경우는 **점점 파행거리가 짧아지는 양상**인 것이다. 이에 비해 처음에는 열다섯 발짝밖에 못 걸었는데 쉬었다 다시 걸으니 30발짝 걷게 되고 또 쉬었다 걸으면 5분 정도 걷고 하는 식으로 **점차 파행거리가 길어지는 양상**을 보이는 경우도 많다. 당연히 전자는 나쁘고 후자는 좋은 것이다. 파행거리가 길어지는 사람은 디스크가 충격을 견디는 능력이 아직 좋기 때문이다. 파행거리가 짧아지던 사람이 척추위생을 열심히 하면서 파행거리가 증가 추세로 바뀌는 것을 자주 본다. 협착증이 호전되는 양상이다. 지난 달에는 파행거리가 700 m – 500 m – 300 m였는데 이제는 700 m – 750 m – 800 m 된다면 아주 희망적인 상태가 된 것이라는 뜻이다.

파행의 양상을 자세히 들여다보면 협착증은 쉽게 치료된다. 물론 시간은 많이 걸린다. **짧게는 6개월 길게는 2~3년 척추위생을 지속**해야 한다.

척추관이 이토록 좁아졌는데 저절로 좋아질 거라고?
못 믿겠는데…

척추관협착증으로 고생하는 분들의 허리 MRI 영상을 젊은 사람의 영상과 비교해 보면 가슴이 철렁 내려앉는다. **5.1**의 실선으로 표시된 젊은이의 척추관(왼쪽 영상)과 오른쪽의 협착된 척추관을 비교해 보면 그 차이가 엄청나지 않은가?

"척추관이 이렇게 심하게 좁아져서 어떻게 하나?", "큰일 났네 큰일 났어. 빨리 좁아진 척추관을 넓혀주지 않으면 절대로 낫지 않을 것 같아.", "빨리 수술해서 척추관을 넓혀 줘야겠다!"라는 생각이 저절로 들게 된다.

그러나 **만약 허리가 아프거나 간헐적 파행을 느끼지 않는 어르신 대부분의 척추관도 이렇게 좁아져 있다면? 그 모든 분의 좁아진 척추관을 무조건 수술해서 넓혀 주어야만 할까?**

일본 와카야마(和歌山)현에서 축적된 일반인의 척추 관련 데이터로부터 40~93세의 일본 남여 938명의 허리 MRI 결과를 분석하여 2013년 발표한 보고서[48]를 보면, **무작위로 검사받은 대상자 중 50대의 64%, 60대 80%, 70대 83%, 80세 이상에서는 93%가 중등도 혹은 고도의 척추관협착증**을 보였다고 한다. 그런데 **척추관이 3분의 2 이상 막힌 고도 협착의 17.5%에서만 협착증 증상이 있었고 82.5% 즉, 척추관이 심하게 좁아진 사람 중 대부분은 전혀 증상 없이 지낸다는 것이**

었다. 놀랍지 않은가?

척추관이 좁아진다고 무조건 간헐적 파행이 생기는 것이 아니라는 이야기다. **척추관이 심하게 좁아진 사람 중 일부(17.5%)만 간헐적 파행으로 고생한다는 사실에 주목해야 한다.** 그렇다면 누구는 17.5%에 해당되어 고생하고 누구는 멀쩡하게 사는 이유는 무엇일까?

좁아진 척추관에 간헐적 파행이 생기는 이유

척추관이 심하게 좁아진 사람 중 일부(17.5%)만 간헐적 파행으로 고생하는 이유는 무엇일까? 특별히 재수 없는 사람들일까? 조상의 묘를 잘못 써서 고생하는 것인가? 참으로 궁금하다. 이 궁금증을 해소하기 위해 79세가 되던 해 2월에 척추관협착증으로 진료실을 찾은 우리 대학 명예교수님의 이야기를 들어보자. 참고로 4장에서 소개한 명예교수님보다 훨씬 더 연세가 많은 다른 분이다.

"지난해 여름까지 하루에 두세 시간은 거뜬히 걸었어. 혜화동 집에서 남산까지 아무런 문제 없이 왔다 갔다 했다고. 그런데 작년 추석 지나면서 허리부터 허벅지, 종아리 뒤쪽으로 막 땅기더니 요즘은 200m만 걸어도 다리가 아파서 2~3분간 앉아서 쉬었다가 다시 가야 해."

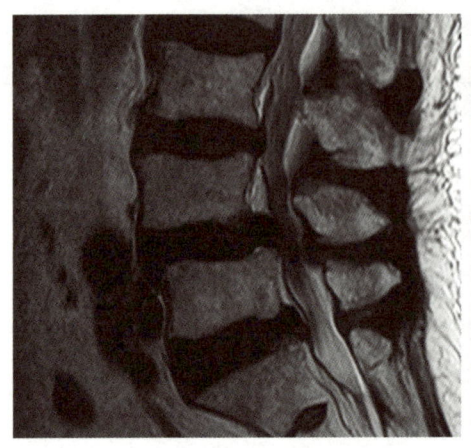 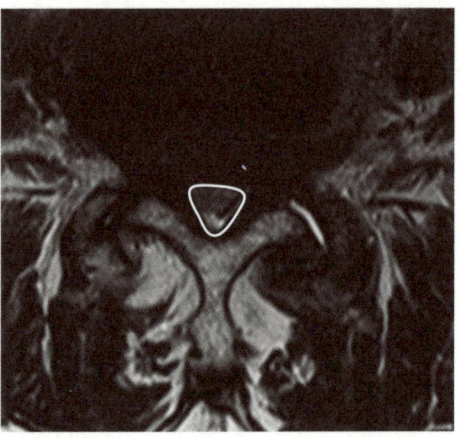

5.3 요추 4-5번 디스크 부위의 척추관(오른쪽 그림의 흰색 폐곡선)이 심하게 좁아진 79세 명예교수님의 허리 MRI 영상.

척추관협착증으로 생기는 간헐적 파행의 전형적 양상이다. MRI를 찍어 보니 **5.3**처럼 4-5번 요추 디스크 부위에 척추관이 많이 좁아져 있다. 그런데 하루에 두세 시간 걷던 분이 작년 추석 지나면서부터는 200 m를 채 못 걷게 되었다는데, 그렇다면 작년 여름까지는 광활하게 넓었던 척추관이 추석 연휴를 지나면서 갑자기 확 좁아진 것일까?

그렇지는 않을 것이다. 만약 작년 여름에 허리 MRI를 찍어 보았더라면 아마도 지금과 비슷한 정도의 협착을 보였을 것이다. 어쩌면 이미 10년 혹은 20년 전부터 교수님의 척추관은 많이 좁아져 있었을 것이다. 그렇게 좁아져도 아픈 줄 모르고 살다가 작년 가을에 증상이 나타나기 시작한 것이 분명하다.

"교수님, 작년 추석에 무슨 일이 있었는지요? 척추관은 이미 오래전부터 좁아져 있었는데 뭔가 새로운 변화가 생기면서 증상이 시작된 것입니다. 척추관을 좁게 만드는 3가지 구조물 중 주인공은 디스크입니다. 후방관절과 황색인대는 디스크 손상에 따라 2차적으로 변화하는 졸개입니다. 작년 추석에 허리 디스크에 손상을 준 적은 없으신가요?"

"흠… 교외에 주말농장을 마련해 주말마다 농장일 한 것 때문일까?"

"맞습니다. 주말농장에서 쭈그려 앉고 무거운 것 들면서 디스크가 손상된 것이 분명합니다. 지금부터 손상된 디스크가 잘 아물 수 있도록 척추위생을 열심히 지키셔야 합니다."

명예교수님의 간헐적 파행은 척추위생을 시작한 지 2개월 만에 많이 호전되어 4월 말에는 하루 두세 시간 걸을 수 있게 되었다. 그런데 너무 쉽게 호전되어 방심했는지 그해 5월 보름간 쭈그리고 앉아 밭일을 하신 후 다시 재발하여 100 m만 걸어도 감각 마비가 올 정도로 악화되었다. 그 후 눈물을 머금고 척추위생을 철저히 지키면서 완전히 좋아지는 데 1년 반이 걸렸다. 아마 첫 번째 파행이 척추위생으로 좋아진 것을 경험해서 1년 반이라는 긴 시간 희망을 잃지 않았던 것 같다.

간헐적 파행으로 많이 당황하셨죠?

멀쩡하게 잘 걷던 사람이 갑자기 허리와 다리가 아파 큰길 건너기가 두려울 정도가 되면 걱정이 태산이다. MRI를 찍어 보니 다리의 신경다발이 지나가는 척추관이 왕창 좁아져 있다. 하늘이 노랗게 보일 일이다. 그렇지만 잠시 호흡을 가다듬고 생각해보자. 내 허리의 척추관이 어제 오늘 좁아진 것이 아니라 이미 5년, 10년 전부터 저렇게 좁아져 있었을 것이다.

지금 내가 겪고 있는 이 **고통스러운 간헐적 파행의 통증 자체는 좁아진 척추관 때문이 아니라 며칠 전 새로 생긴 디스크의 손상 때문이라는 것을 아는 것이 중요하다.** 걷는 동안 통증이 좋아지는 디스크성 요통이나 디스크 탈출과 달리 걷다가 통증이 더 심해져 **간헐적으로 아파서 쉬어야 하는 양상은 노화와 퇴행 때문에 생긴 척추관협착** 때문인 것이다. 즉, **통증 자체는 디스크 손상 때문이고 걸음 걷는 충격이 누적되면서 디스크의 찌그러짐이 심해지고, 척추관이 더 좁아지면서, 혈액과 뇌척수액의 흐름이 줄어들어 아픔이 심해지는 양상만이 척추관협착증의 증세**인 것이다.

물론 싱싱한 허리에 생긴 디스크 손상보다 척추관협착이 심한 허리에 생긴 디스크 손상은 더 아프고, 마비도 잘 생길 수 있고, 아무는 데 훨씬 오래 걸릴 것이다. 그렇지만 손상된 디스크를 더는 괴롭히지 않는다면 분명히 다시 아물어서 회복될 수 있다는 사실을 기억하라.

척추관협착증으로 생긴 간헐적 파행이 저절로 낫지 않는다고 말하는 것은 나이 들어 피부에 주름이 많은 사람은 피부에 새로 생긴 상처가 저절로 낫지 않을 것이라고 말하는 것과 같다. 척추관이 좁아진 것은 척추 마디에 생긴 주름이고 간헐적 파행은 퇴행된 디스크에 새로 생긴 상처 때문이다. **주름진 피부에 생긴 상처는 젊은이의 깨끗한 피부에 생긴 상처와 다르게 보일 수 있다. 그것이 간헐적 파행으로 나타나는 것이다. 그렇지만 상처가 아픈 것은 협착증 때문이 아니라 최근에 새롭게 생긴 디스크의 손상 때문이다.** 나이가 많아 디스크가 퇴행되고 흉터가 많지만 새로 생긴 상처는 더 덧나게만 하지 않는다면 아물게 된다. 물론 젊은 사람보다는 시간이 좀 더 오래 걸린다.

협착된 허리 디스크에 생긴 상처가 덧나지 않게 하려면 어떻게 해야 하냐고? **척추위생을 철저히 지키면 된다.**

척추관협착증은 디스크와 반대야. 허리 펴면 안 돼! 구부려야 해!

허리에 나쁜 행동을 삼가면 협착증 증세가 차츰 좋아진다. 그러다가 갑자기 통증이 심해져서 고생하는 경우를 자주 본다. 이사, 손주 돌보기, 배우자 간병, 주말농장 관리 등 그 이유가 다양하다. 가장 안타까운 경우는 유튜브에서 잘못된 운동을 보고 따라 하다 통증을 더 악화시키는 것이다. 실제 사례를 보자.

2번 요추부터 1번 천추까지 4개의 디스크에 탈출과 협착이 있어 고생하던 59세 여성이 척추위생을 꾸준히 실천하여 통증이 좋아지다가 최근 다시 심해졌다고 한다. 2-3번 요추 디스크가 탈출이 심한데 이처럼 상부 디스크가 터지는 것은 허리 구부리는 운동 때문일 가능성이 높다 **5.4 참조**.

"허리 구부리는 스트레칭은 허리 디스크를 찢습니다. 특히 2-3번 요추 디스크가 터져 나와 있는데 허리 구부리는 스트레칭 때 많이 터지는 부위입니다. 허리 구부리는 것이 해롭다는 것은 웬만하면 다들 아는데 왜 그런 나쁜 운동을 하셨습니까?"

"디스크가 안 좋으면 신전운동을 해야 한다고 백년허리에서 읽었습니다. 그런데 저는 협착증인데 협착이 있으면 '디스크와 반대다. 허리를 구부려야 한다'라고 유튜브에서 봤어요. 그 유튜브를 따라 했더니 처음에는 좀 낫는 것 같더니 점점 더 심해지더라고요."

"그래요? 그건 틀린 말인데요?"

진료 후 검색해 보니 그런 주장을 하는 유튜브 동영상이 한두 개가 아닌 것이다. 그 내용을 정리해 보면 아래와 같다.

○ **척추관협착증은 디스크 탈출증과 완전히 다른 병이다!**

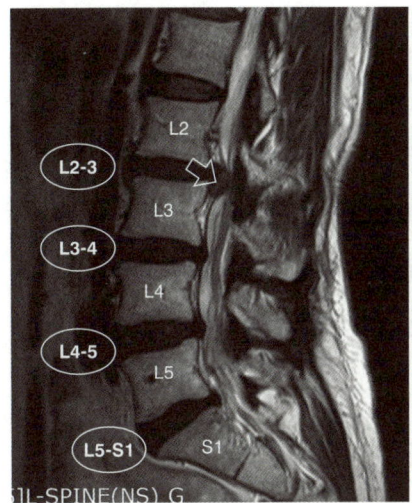
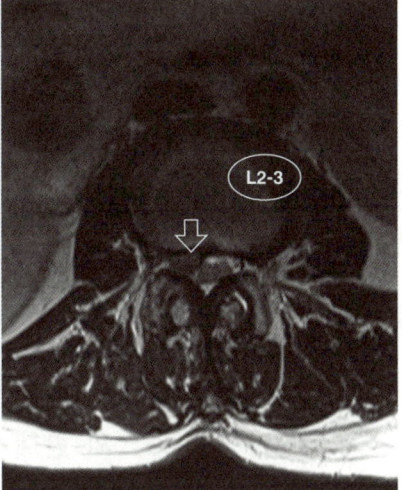

5.4 척추위생으로 허리와 다리 통증이 좋아지다가 유튜브에 나오는 나쁜 운동을 따라하여 통증이 재발한 59세 여성. 다른 디스크에도 탈출이 약간 있지만 2-3요추 디스크가(L2-3) 탈출(화살표)이 심하다.

○ 척추관협착증은 디스크 탈출증과 반대다!
○ 척추관협착증이 있으면 디스크 탈출증 때 운동과 반대 방향으로 운동을 해야 한다.
○ 척추관협착증이 있는 사람은 허리를 구부리는 운동을 해야 한다!

모두 틀린 말이다. 인터넷에 유포되는 잘못된 건강 상식으로 환자들이 고생하는 것이 안타까워 필자도 유튜브 동영상을 만들기 시작하였다. 유튜브 채널 '정선근 TV'가 만들어진 동기였다.

척추관협착증이 디스크와 반대라고 생각하는 이유

척추관협착증 환자는 앉으면 편하고 허리 펴고 서서 걸으면 더 아프게 된다. 그것이 간헐적 파행이다. 이는 허리를 펴면 척추관이 좁아지고 허리를 구부리면 척추관이 넓어지기 때문에 생기는 현상이다. 간헐적 파행이 올 때 허리를 약간 구부리고 있으면 통증이 금방 좋아지는 것이 척추관이 넓어지기 때문이다.

'그렇다면 디스크와 반대가 맞네! 협착증이 있을 때는 허리를 구부려야 좋아지겠네!' 이렇게 생각하기 때문에 '척추관협착증 때는 허리를 구부려야 한다'는 잘못된 상식이 그토록 널리 퍼져 있는 것이다.

그러나 이것은 척추관협착증이라는 병의 근본적인 기전을 모르는 매우 근시안적(近視眼的)인 시각이다. 배고파 우는 아기에게 솜사탕만 계속 먹이는 것과 같은 형국이다.

척추관협착증으로 고생하는 것이 척추관이 좁아진 것 때문이라면 허리를 구부려 척추관을 넓히는 것이 옳을 수도 있다. 그러나 나이가 들면 누구나 척추관이 좁아진다. 80이 넘으면 93%에서 협착이 오는데 그중 일부만 통증을 호소하는 것은 **척추관이 좁아져서 아픈 것이 아니라 좁아진 척추관을 가진 허리 속 디스크 손상이 생겨서 아픈 것이다. 디스크 상처가 새로 생겼는데 마침 척추관이 좁아져서 허리를 펴면 통증이 더 느껴지고 허리를 구부리면 덜 느껴지는 것이다. 허리를 구부리면 당장**

은 편하지만 디스크의 상처를 더 크게 만들어 통증을 더 악화시키게 된다.

나이가 들면 누구에게나 생기는 척추관 협착은 나이가 들면 피부에 주름이 생기는 것과 똑같다. 주름이 생긴 피부에 새로운 상처가 나서 아픈 것이지 주름 자체 때문에 아픈 것은 절대로 아니다. 협착된 척추에 디스크 손상이 새롭게 생겨 아픈 것이지 협착 때문에 아픈 것이 아니라는 뜻이다. 주름이 있는 피부에 상처가 나서 아프면 상처를 붙여 아물게 해야지 주름을 펴서 상처를 벌리면 안 된다. 마찬가지로 협착이 있는 **척추에 통증이 오면 협착된 척추관을 넓히는 것보다 통증의 원인이 되는 디스크 상처를 아물게 해야 한다.** 척추관협착은 통증의 원인이 아니라 걸으면서 통증이 심해지는 현상의 원인일 뿐이다.

척추관협착증도 허리를 펴서 디스크를 아물게 해야 한다는 원칙은 똑같이 적용된다. '협착이 있으면 허리 구부려라!' 절대로 틀린 말입니다.

협착도 디스크 때문이야!

나이가 들면서 척추관이 좁아지는 이유는 무엇일까? 디스크가 뒤로 밀리고, 후방관절이 커지며, 황색인대가 두꺼워지는 이유를 찾아보면 될 것이다. 디스크가 뒤로 밀리는 것은 수십 년 동안 누적된 디스크의 상처와 흉터 때문에 디스크가 점점 찌그러져서 생기는 현상이다.

그럼 후방관절은? 디스크가 찌그러지면 후방관절에 큰 부담이 가해진다. 디스크가 튼튼할 때는 체중의 92%를 디스크가 떠받치고 후방관절은 8%만 담당하면 된다. 그러나 디스크가 찌그러지면 디스크에 60%, 후방관절에 40%의 체중이 실리게 된다 **4.3 참조**. 나이가 들면서 후방관절에 걸리는 부담이 4배 정도로 커지게 되어 손상되고 퇴행되면서 관절이 굵어지는 것이다. 힘든 일을 하는 노인들의 손가락 마디가 굵어지는 것과 같은 현상이다. 한마디로 디스크가 찌그러져서 후방관절이 커지게 되는 것이다.

황색인대는? 황색인대는 척추관 뒤쪽에 깔려 있는 카펫 같은 것이다. 디스크가 튼튼해서 높이를 잘 유지하고 있으면 카펫이 쭉 펴져 있지만 디스크가 찌그러지면 카펫이 쭈글쭈글해지듯 황색인대에 주름이 생기고 두꺼워진다. 한마디로 디스크가 찌그러져서 황색인대가 두꺼워지는 것이다 **5.5 참조**.

이쯤 되면 눈치 빠른 분들은 '**아하, 척추관협착은 디스크가 찌그러지는 것이 근본 원인이구나!**'라는 생각을 할 것이다. 척추관협착증도 디스크가 손상되면서 생기는 병이다. 디스크가 오랫동안 손상과 치유를 반복하는 동안 점차 퇴행되면서 척추관이 좁아지는 것이다. 퇴행된 디스크 때문에 척추관이 좁아진 상태에서 최근에 생긴 새로운 디스크 손상 때문에 간헐적 파행

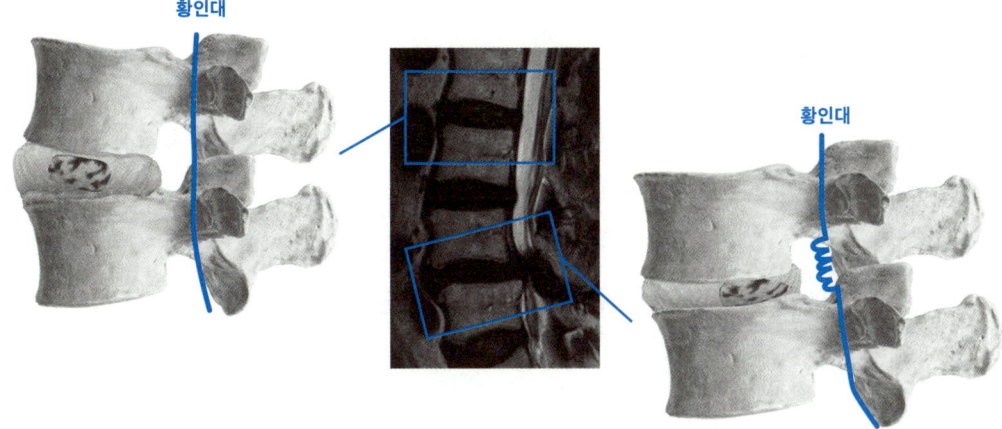

5.5 황색인대는 척추관 뒤쪽에 카펫처럼 깔려 있는 구조물이다. 한 사람의 척추 속에서도 디스크가 정상적인 두께를 유지하고 있으면 카펫이 쭉 펴져 있어(왼쪽 그림) 황인대가 두꺼워 지지 않지만, 디스크가 손상되고, 노화되고, 퇴행되어 높이가 낮아지면 카펫도 같이 쭈글쭈글해져(오른쪽 그림) 두꺼워진다.

이라는 괴로운 상황이 발생하는 것이다.

    협착도 결국은 디스크병의 일종이다. 대학교 시절 아침에 일어날 때 뻐근하던 허리가 점심때쯤 감쪽같이 좋아졌던 것도 디스크 때문이고, 회사 다닐 때 허리가 아파 1주일 결근했던 것도 디스크 때문이었다. 부장 진급하고 해외 출장 다녀오며 뒷다리가 눈물 나게 땅겨 스테로이드 주사를 맞았던 것도 디스크 때문이었고 퇴직 후 주말농장에서 일하고 생긴 척추관협착증 증세도 결국은 디스크 때문이었다.

    디스크를 치료하는 데 집중하라. 디스크를 아물게 하는 데 집중하라….

요점 정리

1 척추관협착증은 잘못 진단되는 경우가 많다. 진단을 받으면 정말로 내 척추관이 좁아졌는지 한 번 더 확인하라.

2 간헐적 파행을 잡으면 해결의 실마리가 보인다. 간헐적 파행을 자세히 살피라.

3 척추관이 좁아져서 아픈 것이 아니다. 척추관은 오래전부터 나이가 들면서 좁아졌던 것이고 아픈 것은 최근에 디스크가 새로 찢어졌기 때문이다. 협착증은 디스크 찢어진 통증을 간헐적 파행의 현상으로 보여주는 역할을 할 뿐이다.

4 주름이 있는 피부의 상처도 저절로 아물듯이 늙어서 퇴행되고 협착된 척추의 디스크 상처도 저절로 낫는다. 척추위생에만 집중하라. 디스크를 아물게 하는 데 집중하라….

6장
요통의 일생
─ 큰 그림을 보라

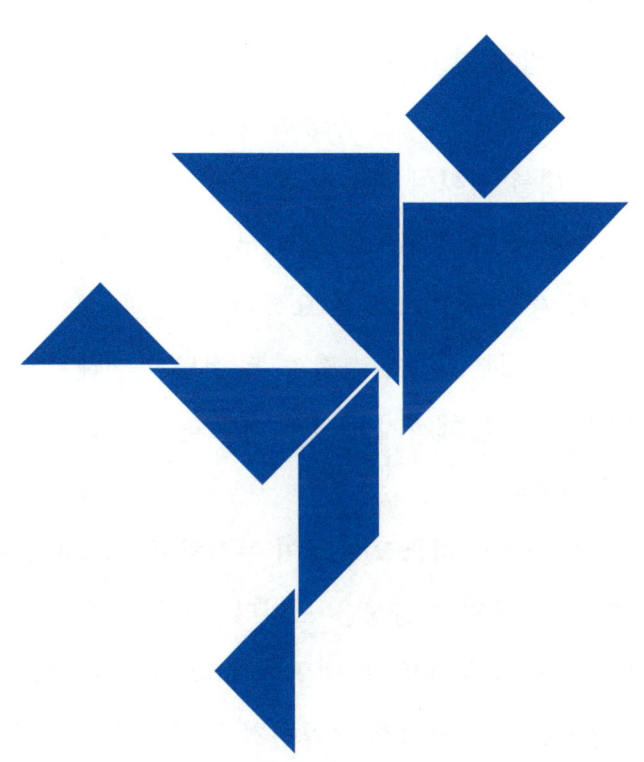

요통의 일생 ― 나는 어디쯤 왔나?

대부분의 현대인은 태어나 자라나면서 교육을 받고, 사회인이 되고, 가정을 꾸리고, 아이들을 낳고 키우고, 아이들을 떠나보내고 늙어 가는 일생을 겪는다. 사람마다 작은 차이는 있지만 큰 그림은 비슷하다. 현대인의 일생(一生)이다.

허리 통증도 비슷하다. 사람마다 약간의 차이는 있지만 일생을 두고 전형적인 과정을 거친다.

- 20대에 난생 처음 허리가 아플 때는 하루나 이틀 혹은 그보다 더 짧게 몇 시간만 고생하다가 금방 좋아진다. 건강한 디스크에 아주 작은 손상이 생긴 **급성 요통**이다.
- 30~40대를 거치며 다리는 아프지 않고 허리만 아픈 요통을 가끔씩 겪는다. 디스크 내부, 주로 후방 섬유륜이 찢어져서 생기는 **디스크성 요통**이다. 반복되는 디스크성 요통이 언제부터인가 점점 아픈 정도가 심해지고, 한 번 아프면 좋아질 때까지 시간이 더 오래 걸리고, 점점 더 자주 찾아온다.
- 50대가 되면서 **디스크 손상이 누적되어 디스크성 요통이 점점 더 심해지는** 양상을 보인다. 심하게 허리가 아프더니 급기야 한쪽 엉덩이, 허벅지가 땅기기 시작한다. **디스크 탈출**로 오는 **방사통(좌골신경통)**이 생긴 것이다.

○ 생전 처음 느끼는 희한한 통증에 고통, 당혹감, 걱정 등으로 이곳저곳 다니며 좌충우돌, 우여곡절 끝에 다리 땅기는 통증은 점차 사그라들고 허리 주변이 다시 아프게 된다. 디스크가 탈출되면서 크게 찢어진 후방 섬유륜이 다시 아무는 과정에서 느끼는 **방사통 후 디스크성 통증**이다.

○ 50대 후반, 그렇게 허리로 고생을 했건만 목구멍이 포도청이라 허리에 무리되는 일을 그만둘 수가 없어서, 혹은 유튜브에서 잘못된 운동을 만나면서 허리 통증이 점점 더 심해진다. 밤에 자리에 누워 몸을 돌릴 때도 입이 딱 벌어지게 아프고, 어렵사리 이룬 잠에서 깰 때마다 눈물 나게 아픈 허리를 부여잡고 일어난다. 크게 찢어졌다가 조금씩 아물던 허리 디스크가 다시 찢어져서 생기는 **심각한 디스크성 요통, 디스크 붕괴(디붕)** 상황이다.

○ 아픈 허리가 좀 더하고 덜한 듯하며 몇 년을 고생하다가 70을 바라보는 어느 날 앉아 있을 때는 별로 아프지 않던 허리가 걷기 시작하면 점점 더 아프다. 한 5분만 걸으면 허리 아픈 것이 양쪽 엉덩이로 땅기며 내려가고, 엉덩이가 화끈 거리면서 발바닥에 빈대떡이 붙은 것 같아 더는 걷기 힘들어 잠시 쉬었다 가야 한다. **척추관협착증 때 보이는 간헐적 파행**이 시작된 것이다.

○ 간헐적 파행은 1~2년이 지나면서 조금씩 나아졌고 이제 아픈 것은 별로 없는데 영 힘이 없어 허리가 자꾸 꼬부라

지고 걷기가 힘들다. 70대 중반을 지나면서 흔히 겪는 **노인성 근감소증** 상태가 된 것이다.

전형적인 요통의 일생이다. 필자의 진료실을 찾는 환자들을 얼핏보면 제각기 다른 증상을 가진 것 같지만 자세히 이야기를 들어보면 요통의 일생 중 어느 한 순간에 필자를 만나고 있는 것이다. 필자가 제일 먼저 하는 일은 이 환자가 초등학생인지 중학생인지 혹은 대학원생인지를 파악하는 것이다. 지금까지 아팠던 병력을 자세히 들어보면 요통의 일생 중 어느 구간을 지나고 있는지 알 수 있다. 고속도로를 달려 서울로 가다 보면 지나가는 창밖의 풍경을 보면서 어디쯤 왔는지 알 수 있듯이 자신의 요통 병력을 잘 살펴보면 요통의 일생 중 어느 구간에 있는지를 알 수 있다. 지금 어디쯤인지를 알면 대충 언제쯤 서울에 도착할 것인지도 가늠할 수 있다. 게다가 어떤 길로 가면, 어디로 돌아가면 가장 빨리, 편안하게 갈 수 있는지를 알게 된다면 걱정할 게 하나도 없게 된다. 이 책의 남은 부분이 바로 그 내용을 다루고 있다.

그런데 신기한 일이 있다. 어떤 사람은 나이가 80인데 이제 막 초등학교 입학을 한 분도 있고 어떤 사람은 20대 초반에 손주 보는 경우도 있다. 일생을 허리 아픈 줄 모르다가 80에 처음 급성 요통을 겪는 분도 있고 초등학생 때부터 허리가 아프다가 20대 초반에 심각한 디붕에 빠지는 청년도 있다는 말이다. 어떻게 이런 일이 있을 수 있나? 우리 몸에서 생기는 대부분의 질병과 마찬가지로 허리 통증도 유전적인 영향을 많이 받기 때문이다.

어르신, 예전에 친구들 아플 때 이해 못하셨지요?

언젠가부터 갑자기 허리가 아파 여러 병원을 전전하고 계신다는 78세 남성 분이 수심이 깊은 표정으로 진료실을 찾았다. 외부 병원에서 찍은 MRI 영상을 보니 남달리 두꺼운 디스크에 종판도 밤을 깎아 놓은 듯 미끈하였다**6.1 참조**.

"어르신, 선천적으로 아주 튼튼한 디스크를 타고나셨습니다. 평생 허리 아픈 적이 없으셨을 거 같은데요?"
"맞아… 이번에 난생 처음 허리가 아프네…."
"40대, 50대 때 친구분들 영철이, 병수…(이상 가명) 걔네들 아플 때 전혀 이해 못하셨지요?"
"그렇지, 그놈들 왜 허리 아프다고 빌빌대는지 이해를 못 했다니까!"
"맞습니다. 어르신, 워낙 튼튼한 디스크를 타고나셔서 남들 허리 아플 때 전혀 아프지 않고 지내셨고 이제 80년 가까이 사용하고 나니 처음 가벼운 상처가 생겨서 아프신 겁니다."
"그래? 다른 병원에서는 다들 수술하라고 하던데?"

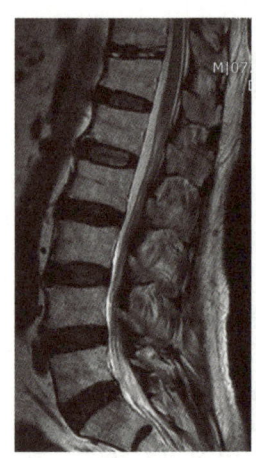 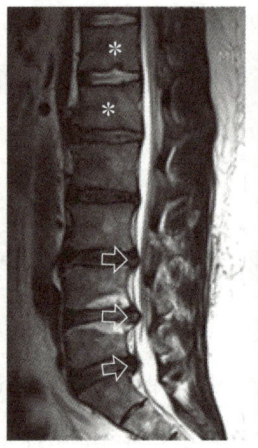 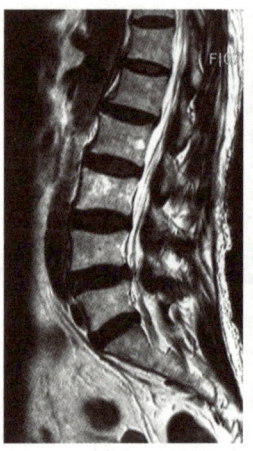 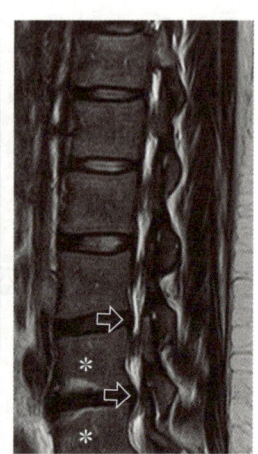

남·77세　　　　남·37세　　　　여·79세　　　　여·34세

6.1 고령이나 튼튼한 허리 디스크를 가진 남녀와 젊었으나 약한 허리 디스크를 가진 남녀의 허리 MRI 영상. 제일 왼쪽 77세 노인과 그 오른쪽의 37세 청년의 영상을 비교해보면 노인의 디스크가 훨씬 더 두껍고 종판과 섬유륜의 손상이 거의 없는 깨끗한 것을 알 수 있다. 청년의 디스크는 여러개의 탈출(화살표)이 보이고 종판손상(*표시)이 보인다. 오른쪽의 79세 할머니와 34세 새댁의 디스크도 마찬가지다. 나이보다 체질이 디스크의 강도에 훨씬 더 큰 영향을 끼치는 것을 보여준다.

"제가 보기에는 허리 디스크에 작은 상처가 생겨 아프신 거고 상처가 잘 아물도록 좋은 자세만 유지하시면 또 예전처럼 아픈 사람들 이해 못 하실 정도로 튼튼해지실 겁니다."

얼굴에 환한 미소가 번진다.

이런 대화가 가능한 근거는 무엇일까? 바로 디스크의 강도(强度)에 미치는 유전적 영향이다.

미셸 배티(Michele C. Battie) 박사의 연구 결과[49]가 이를 뒷받침한다. 배티 박사는 동일한 유전적 특성을 가지는 남자 일란성쌍둥이 중 평소 생활에서 허리 사용 정도가 크게 다른 쌍만 선별하여 허리 MRI 촬영을 하였다. 예를 들면 형제가 각각 허리 힘을 많이 쓰는 직업과 주로 앉아 있는 직업을 가지고 있는 경우 연구에 포함하였고, 형제가 평소 운동이나 운전을 하는 정도가 크게 다른 경우도 역시 포함하였다.

일란성쌍둥이만을 선정한 이유는 유전적인 영향을 배제하고 후천적으로 허리에 가해지는 활동이 허리 디스크에 어떻게 영향을 미치는지를 알아보기 위함이었다. 분석 결과, 동일한 유전적 특성을 지닌 일란성쌍둥이 형제들은 평생 동안 허리 힘을 쓰는 정도가 크게 달라도 디스크 퇴행 정도는 비슷했다는 놀라운 사실을 발견하였다 6.2 참조.

쉽게 말하면 **허리 아픈 것도 체질에 달려 있다**는 것이다.

흥미로운 것은 요통의 주된 원인이 되는 하부 요추 디스크, 즉 4번 요추부터 1번 천추(L4-S1)는 '설명할 수 없는 요인'이 상부 요추(T12-L4) 보다 훨씬 더 크게 작용하는 것이다. 기계적인 부담이 크게 걸리는 하부 요추 보다 **상부 요추 디스크는 원래 가지고 있는 유전적 특성의 영향만 받으면서 곱게 늙어간다**는 뜻이다. 이에 비해 기계적 부담과 충격이 많은 하부 요추 디스크는 배티 박사가 가진 정보로만은 설명하기 힘든 요인들의 영향이 컸던 것이다. 이 결과는 하부 요추의 건강 상태는 백년허리 독자들이 스스로 조절할 수 있는 여지가 그만큼 크다는

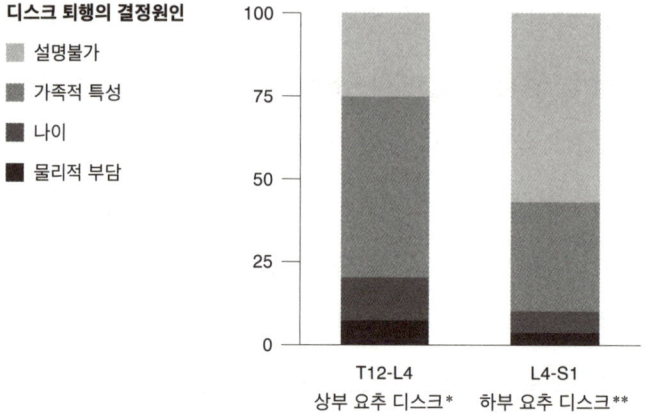
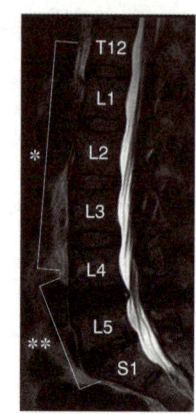

6.2 남자 일란성 쌍둥이들 중 두 형제의 허리 부담이 크게 다른 쌍둥이들만 골라 허리 MRI를 찍어 디스크의 퇴행에 기여하는 요인들을 분석한 연구 결과[50]이다. 상부(왼쪽 막대)나 하부(오른쪽 막대) 허리 디스크 모두 물리적 부담보다 나이가 기여하는 바가 더 크고 그 2가지 요인을 합친 것보다 가족적 특성이 기여하는 바가 훨씬 큰 것을 알 수 있다. 흥미로운 것은 요통의 주된 원인이 되는 하부 요추 디스크, 즉 4번 요추부터 1번 천추(L4-S1)는 설명할 수 없는 요인이 상부 요추보다 훨씬 더 크게 작용하는 것이다.(추가 설명은 본문 참조) 저작권 허가 Elsevier

뜻으로 해석할 수도 있다. 척추위생의 활약이 그만큼 기대된다는 뜻이다.

유전적으로 척추 디스크가 약한 젊은이들

체질적으로 척추 디스크가 튼튼한 분들이 있듯이, 약한 디스크로 태어나서 어린 나이에 고생하는 젊은이도 많다. 100kg이 넘는 근육질의 몸인데 남들보다 얇은 디스크를 가지고 있는 경우 6.1의 남·37 참조도 있고, 종판이 약해 어린 나이임에도 디스크 종판이 여러 군데 손상된 경우 6.1의 남·37과 여·34 참조도 드물지 않게 본다.

"자네 몸은 초대형 자동차인데 쇼바(쇽앱소버[shock absorber]의 일상적 표현)는 경차용을 달고 있는 형국이야. 체질적으로 약한 디스크를 가졌다는 뜻이네."라고 말하면 고개를 끄덕이면서 "예, 아버지와 형도 허리가 아파 수술을 받았습니다."라고 한다.

이런 젊은이를 진료하다 보면 '하늘이 불공평하다'는 생각이 든다. 어떤 사람은 80대에 처음 허리 디스크가 찢어지게 만들고 어떤 사람은 20대에 디스크가 터지게 만들어 놓은 이유가 무엇일까? 약한 척추 디스크로 태어난 사람은 평생 고생을 해야 하나? 이런 의문이 꼬리를 문다.

그래서 디스크가 약해 어린 나이에 진료실을 찾는 환자를 동반한 부모에게 반드시 묻는 질문이 있다.

"아이의 허리 디스크가 유전적으로 약하게 타고났습니다. 아마도 두 분 중에 허리가 약한 분이 계시지요?"

아이의 병이 유전적 불치병이라면 이런 말 함부로 하면 안 되지만 허리 통증이야 가벼운 병이고 가족이 다 같이 좋은 자세를 가지면 해결되는 문제이므로 유전적인 경향을 공개적으로 논의한다. 보통 부모 중 한 분이 겸연쩍은 표정으로 고백한다.

"아…, 사실은 제가 젊어서부터 허리가 좀 아팠습니다."

이때 중요한 질문이 들어간다.

"요즘은 어떠세요? 지금도 심하게 아프십니까?"

체질적으로 허리가 약한 사람은 평생 허리 통증으로 고생하는지를 물어보는 질문이다. 흥미롭게도 십중팔구는 "요즘은 그렇게 많이 아프지는 않아요!"라는 답이 돌아온다. **허리 디스크가 약해도 평생 고생하는 것은 아니라는 뜻**이다. 아마도 젊어서 허리가 아파 고생한 다음 평생 조심하면서 살아왔기 때문이라 생각된다.

얼마나 다행인가? 불공평한 유전적 성향에도 불구하고 평생을 고생하지 않아도 되므로….

튼튼 허리 어르신들의 역설적 고통

두껍고 튼튼한 허리 디스크를 타고나 평생을 허리 아픈 줄 모르고 잘 살아온 어르신들이 겪는 역설적인 고통이 있다. 바로 "내가 늙어서 허리까지 아프구나! 이제 완전히 쓸모없는 인간이 되었나 보다!"라는 생각이다.

40~50대에 허리가 아프면 고통을 참거나 어떻게든 해결하고 다시 일상으로 복귀하게 되는 반면에 평생 고통 없이 지내다가 80세가 가까워 처음 허리 통증을 겪는 분들은 심리적 위축감이 대단한 경우가 많다.

튼튼한 디스크에 작은 상처가 생긴 MRI 영상을 가지고 와서 마치 세상의 종말이라도 온 것처럼 우울해하거나, 단번에 해결하지 않으면 안 될 것처럼 안절부절못하는 어르신을 보면서 안타까울 때가 많다. 좋은 자세로 척추위생만 잘 지키면 수 주간 또는 수 개월 만에 해결될 일인데 그토록 깊은 절망에 빠지고, 그토록 조급한 마음을 갖게 되어 온갖 잘못된 치료로 허리를 망치는 분이 너무나 많기 때문이다.

연세가 많이 들어 처음 허리 통증을 느끼는 분은 늙어서 가망이 없다고 생각할 것이 아니라 자신의 튼튼한 디스크 체질에 먼저 감사하는 마음을 가져야 한다. 이론적으로 따지면 조상에게 감사해야 한다. 그다음 평생을 튼튼하게 지내다가 이제야 처음 찢어진 소중한 디스크를 잘 감싸주고 보호하여 빨리 상처가 아물게 하면 된다. 디스크 상처를 아물게 하는 방법은 '2권 11장 허리치료의 왕도 — 척추위생'과 '12장 깨알 같은 척추위생'을 참조하기 바란다.

디스크의 강도(强度)뿐만 아니라 감도(感度)도 유전을 타더라

똑같이 허리에 부담을 가해도 디스크가 손상되는 정도가 달라지는 이유는 디스크의 강도(强度)가 사람마다 다르기 때문이다. 종판이나 섬유륜 등 디스크를 이루는 구조물의 강도가 유전적, 체질적 영향을 받는 것이다.

그렇다면 똑같은 상처가 났을 때 심한 아픔을 느끼는 정도가 사람마다 똑같을까? 디스크 손상을 감지(感知)해 내는 디스크 감도(感度)의 예민함도 사람마다 다르지 않을까?

이런 질문이 떠오른 날이 있었다. 어느 날 진료실에 찾아온 두 환자가 너무나 대조적인 모습을 보였기 때문이다.

한 사람은 48세 여성으로 일 년에 한두 번 허리가 한 번 아프기 시작하면 한 달 정도 침대에 누워 일어서지도 못할 정도로 심한 통증을 느낀다고 한다. 문제는 가는 병원마다 허리 MRI를 수차례 찍어 보았지만 큰 문제가 없다고 하는 것이었다 **6.3 참조**. 자신은 아파 죽겠는데 병원에서 비싼 검사를 해도 이상이 없다고 하니 기가 막힐 노릇 아닌가? 멀쩡한 사람이 꾀병을 앓는 것 같

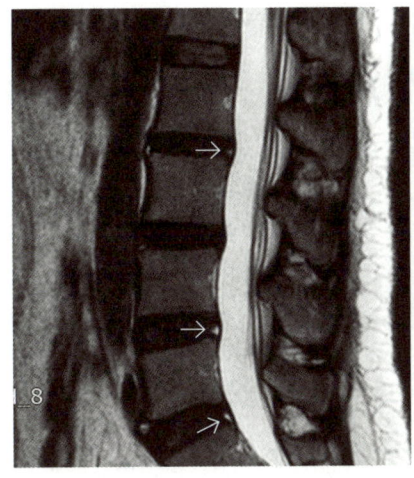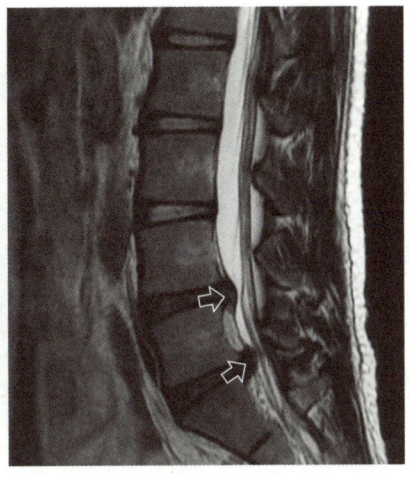

6.3 디스크 손상을 감지하는 예민함이 극명하게 다른 두 사람이 같은 날 진료실을 방문하였다. 왼쪽은 허리가 너무 아파 휠체어를 타고 병원에 입원할 정도였던 환자의 MRI 영상인데 후방 섬유륜에 작은 상처(작은 화살표)가 보일 뿐이다. 오른쪽은 한 번도 허리가 심하게 아프거나 방사통(좌골신경통)을 느낀 적이 없는 젊은이의 MRI 영상인데 두 개의 디스크가 크게 탈출(큰 화살표)되어 있다.

아 가족 보기에도 면목이 없고….

그 환자를 진료한 지 몇 분 후 참으로 극명하게 대조가 되는 24세 남성 환자를 만났다. 평소 허리 구부리는 스트레칭을 많이 해서 무릎을 편 채 손바닥으로 땅을 짚을 수 있을 정도로 유연한 허리를 자랑했는데 언제부터인가 손끝이 무릎에 겨우 닿을 정도로 허리가 뻣뻣해졌다는 이유로 진료실을 찾은 것이다. 지참한 외부 MRI 영상을 보니 놀랍게도 요추4-5번, 요추5-천추1번 디스크가 상당히 탈출된 모습이었다 **6.3 참조**.

"이 정도면 분명히 엉덩이에서 허벅지, 하퇴로 뻗치는 방사통을 느꼈을 텐데요. 언제가 가장 심했나요?"

"… 다리가 아픈 적은 한 번도 없었는데요? 그냥 허리가 좀 뻣뻣해져서 MRI를 찍어 본 것이 전부입니다."

허리 구부리는 스트레칭을 열심히 하면서 두 개의 디스크가 터져 나와도 디스크성 통증이나 좌골신경통을 전혀 느끼지 못했던 이 젊은이는 도대체 어떤 영문인지 모르겠다는 표정이다. 허리가 뻣뻣해진 것은 터진 디스크가 아물면서 상처 난 후방 섬유륜에 흉터가 생기는 현상 1권 3장의 '고생 끝에 낙이 오듯 방사통 끝에 찾아오는 뻣뻣함' 참조이 분명하다.

디스크에 살짝 상처가 났는데도 휠체어를 타야 할 정도로 아픈 환자와 디스크가 찢어져 수핵이 터져 나와도 아픔을 못 느끼는 환자를 몇 분 간격으로 보면서 필자는 뒤통수를 한대 맞는 충격을 느꼈다. '아하, 디스크가 충격에 버티는 강도(强度)만 체질을 타는 것이 아니라 디스크 상처를 얼마나 아프게 느끼는지를 결정하는 감도(感度)도 사람마다 천차만별이구나!'

그날 이후 허리 아픈 환자의 MRI 영상을 보면서 나이에 비해 얼마나 튼튼한지, 약한지를 볼 뿐만 아니라 상처에 비해 얼마나 예민하게 아픔을 느끼는지도 헤아리려고 애를 쓴다.

예민한 디스크를 가진 분들의 디스크 블루

MRI 영상에는 나오지도 않는 작은 디스크 손상도 매우 아프게 느끼는 사람이 있다. 예민한 디스크를 가진 분들이다. 나는 아파 죽겠는데 병원에 가서 정밀검사를 받고 나면 **'별 이상 없다'**, **'근막통 증후군이다'**, **'섬유근통이다'**라는 진단을 받는 분 중 **상당수가 이 경우에 해당**한다.

작은 상처에도 민감하게 통증을 느끼는 것은 엄밀하게 말하면 아주 좋은 것이다. 자동차 도난방지 장치가 아주 잘 작동하는 것과 같은 이치이다. 조금만 손상되어도 금방 알아차려 더 손상되는 것을 막을 수 있기 때문이다. 그런데 이런 좋은 체질을 타고난 분들이 극심한 고통의 나락으로 빠지는 두 가지 경우가 있다. 불행하게도 생각보다 흔히 일어나는 일이다.

첫 번째는 허리 디스크 손상을 빨리 느끼는 것은 좋은데 MRI 영상에 상처가 거의 보이지 않으므로 **허리 통증의 원인을 근육 약화나 유연성 문제로 여기게 되는 것이다. 자연히 허리 디스크에 나쁜 운동에 집착하게 되고 점점 더 심한 고통으로 빠져들게 된다.** 심하게 아파 다시 MRI를 찍어 봐도 당연히 "별 이상이 없습니다."라는 말밖에 들을 수 없다. 어쩔 수 없이 나쁜 운동을 지속하면서 '아, 나는 평생 허리 통증을 달고 살아야 하는구나!'라고 체념하며 하고 싶은 일 못 하고, 가고 싶은 곳 못 가는 불행한 삶을 살게 된다.

두 번째는 좀 더 심각한 상황이다. MRI 결과는 거의 정상인데 계속 아프니 주변 사람들 보기에도 면목이 없고 스스로 **심한 우울증**에 빠진다. 바로 허리가 아파 우울증에 걸리는 디스크 블루 상태에 빠지는 것이다. 나는 허리가 끊어지게 아픈데 아무도 알아주지 않으니 우울하지 않을 수가 없다. 병원에서는 우울증 때문에 허리가 아픈 정신신체 질환(psychosomatic disorder)으로 진단하고 정신건강의학과 진료를 권유한다. 실제로 우울증 약을 비롯한 여러 가지 약도 많이 먹게 된다. 수년간 우울증을 치료해도 잘 낫지 않고 허리는 계속 아프니 MRI 영상에 보이는 작은 이상에 비해 큰 허리 수술을 받게 된다. 워낙 **작은 상처에도 예민한 통증을 느끼는 체질이므로 수술을 받고 더 아픈 경험**을 하게 된다. 디붕의 나락에 빠지는 것이다.

필자의 진료실에서 참으로 호전이 느린 몇몇 분이 위의 경우에 속한다. 한참 왕성하게 일하고 사회를 위해 봉사해야 할 분들이 잘못된 길로 들어서서 고생하는 것을 보면 가슴이 아프기 짝이 없다.

예민한 허리 디스크를 가진 분들은 허리가 아플 때마다 '**나는 디스크에 조그만 상처가 나도 매우 아프게 느끼는 사람이니까 이 통증을 너무 심각하게 생각하지 말고 좋은 자세를 유지하는 척추위생을 꾸준히 지키면 잘 나을 거야!**'라는 말을 되뇌며 허리를 구부리지 않는 척추위생에 최선을 다하는 것이 정답이다.

척추 수술을 하면 고생하는 환자의 유형

특정한 성격적, 정서적 성향의 환자들은 척추 수술을 받으면 결과가 좋지 않다는 유명한 이론이 있다[51,52]. 환자의 성격과 감정적 성향이 척추 수술 결과에 큰 영향을 끼치므로 수술 전 인성검사나 심리검사가 필요하다는 것이다.

미네소타 다면적 인성검사(MMPI: Minnesota Multiphasic Personality Inventory)상 건강염려증과 히스테리 점수가 높은 경우나 수술 전에 우울증이나 불안장애가 심하면 척추 수술 후 경과가 좋지 않다고 알려져 있다. 그러나 필자는 이런 환자 중 상당수는 남들보다 예민한 디스크를 가진 분들이라고 확신한다.

이유는 필자의 진료실을 찾은 예민한 허리 디스크를 가진 분들은 대부분 우울하고, 불안한 정서 상태를 보이며, 건강 염려증이 심하다. 그도 그럴 것이 영문도 모르게 심한 요통이 찾아와 일상생활을 못 할 정도로 고생하는데, 병원 가서 고가의 정밀검사를 해도 원인이 나오지 않고 어떤 치료를 해도 해결이 되지 않으니 가족 보기에도 면목이 없고 앞날이 절망스러울 수밖에 없다. 우울, 불안, 건강 염려, 히스테리는 당연한 결과일 것이다.

이런 분들은 아주 미세한 손상에도 큰 통증을 느끼는 디스크를 가졌으므로 척추 수술을 받으면 수술 받은 디스크나 바로 옆 디스크에 작은 스트레스만 가해져도 강한 허리 통증을 느끼니 수술 결과도 좋지 않게 평가될 수밖에 없다.

정신적, 정서적 문제로 허리가 아픈 것이 아니라 남보다 디스크 상처를 예민하게 느끼는 사람들이 존재한다는 사실을 알아야 한다. 우울하거나 꾀병이나 엄살을 피우는 것이 아니라 몸이 그렇게 만들어진 것이다. **성격이 예민한 것이 아니라 디스크 자체의 통증 감각이 예민한 것이다. 정신이나 감정의 문제가 아니라 지극히 신체적인 문제**라는 것이다.

특히 집에 하고한 날 허리가 아프다고 누워 있는 부인이나 어머니가 있는 사람들은 이 사실을 꼭 알아야 한다. 당장 오늘 저녁 집에 가서 부인이나 어머니의 손을 꼭 잡고 두 눈을 쳐다보면서 다음과 같이 말해 보라.

"여보, 당신이 엄살이 심한 것이 아니라 예민한 디스크를 가져서 그렇게 고생하는 거래. 내가 그동안 몰라줘서 미안해!"

"엄마, 그동안 허리 아프신 거 잘 챙겨드리지 못해 죄송해요. 저는 꾀병인 줄 알았는데 디스크가 예민해서 그렇게 아프신 거였네요!"

이런 말을 한 남편은 다음 날 아침 밥상이 달라질 것이고, 아들은 바지주머니를 잘 뒤져보면 못 보던 지폐를 발견할 수 있을 것이다.

덧붙여 매일 아침마다 하는 운동을 중지하는 것이 좋다는 걸 알려주면 늘 우울하던 집안에 웃음꽃이 활짝 필 것이다. 한 달 반 정도 후부터…. 나쁜 운동 끊고 좋아지기 시작하는 데 최소한 6주 정도 걸리기 때문이다.

나쁜 운동이 무엇인지는 '2권 8장 아픈 허리에는 윗몸일으키기가 제일이야?'과 '9장 요추전만은 병(病)인가?'를 참조하라. 아내나 엄마뿐만 아니라 남편이나 아빠도 이런 상태일 수 있으니 주변에서 잘 챙겨보는 것이 중요하다.

예민한 디스크를 가진 분들에게 도움 되는 조언

첫 번째 조언은 **내 허리가 그토록 아픈 것이 결코 정신적인 문제가 아니라 지극히 신체적인 문제라는 사실**을 정확히 인식해야 한다. 직장 생활이 힘들거나, 가족이 속을 썩이거나, 자신이 우울해져서 허리 통증을 느끼는 것이 아니라 지극히 신체적인 문제(디스크 손상) 때문에 자신의 허리가 이렇게 아프다는 사실을 빨리 인식할수록 해결이 쉬워진다.

"아니, 디스크 손상이라면 그렇게 많은 병원을 돌아다니며 찍은 MRI에 뭐가 나와야 하지 않나요?"라고 반문할 것이다. 그렇지 않다. 허리 아픈 것을 MRI로 찾아내기 힘들다는 것은 이미 많은 연구보고서에 다 나와 있다. 2권 8장의 '내 아픔 모르는 허리 MRI'를 읽어 보라. 자신이 아무리 엄청나게 허리가 아파도 MRI 영상에 반영되지 않는다. **우리 몸이 가진 디스크 상처 진단 시스템이 인간이 만든 MRI보다 훨씬 더 정밀하기** 때문이다. **예민한 디스크를 가진 사람은 보통 사람보다 훨씬 더 정밀하고 정확한 진단 시스템**을 가졌기 때문에 MRI가 따라가지 못 하는 것이다.

두 번째 조언은 **나쁜 허리 운동은 절대로 하지 않아야 한다**는 것이다. 보통 사람은 나쁜 허리 운동으로 디스크를 좀 다쳐도 모르고 넘어가지만 예민한 디스크 소유자는 운동 다음 날 드러누울 정도로 아프기 때문이다. **척추위생을 누구보다 철저히 지켜야 함은 두말하면 잔소리다.**

세 번째 조언은 자신이 **예민한 디스크를 가졌다는 것을 가족이나 지인들에게 알려주는 것이 좋다.** 마치 커피 한 방울만 마셔도 가슴이 두근거리거나, 술을 한 모금만 마셔도 인사불성이 되는 체질이라는 것을 주변에 미리 알려야 하는 것과 똑같은 상황이다. 혹시 남편이나 아들이 이 사실을 먼저 알게 되어 어느 날 저녁 손을 꼭 잡고 따뜻한 말을 건네오면 다음 날 아침 밥상을 최대한 신경을 써서 차리고 아들 바지주머니에 용돈 찔러주는 것 잊지 말아야 할 것이다.

둔감한 디스크를 가진 분들에게 도움 되는 조언

허리 디스크가 웬만큼 찢어져도 별로 고통을 느끼지 않는 '둔감한 디스크'를 가진 분들은 좀 더 조심을 해야 한다. 허리에서 느껴지는 미세한 통증, 뻣뻣함에 귀를 쫑긋 세우고 예민하게 들어야 한다. 아주 작은 통증도 큰 손상을 의미할 수 있기 때문이다.

여러 명의 자식을 낳아 기르다 보면 어떤 자식은 조그마한 문제가 생겨도 부모에게 득달같이 달려와 도움을 청하는 반면에 어떤 자식은 큰 문제가 있어도 혼자 끙끙 앓지 않는가? 둔감한 디스크는 후자에 속한다.

이런 분들은 아래 문구를 되뇌는 것이 좋을 것이다.

'내 디스크는 찢어져도 별로 통증 신호를 보내지 않으니, 아주 미세한 통증도 귀 기울여 들어야 해. 허리가 살짝 뻐근해지기만 해도 철저한 척추위생으로 돌아가야 해!'

요점 정리

1 척추 디스크의 강도(强度)와 감도(感度)는 유전과 체질을 크게 탄다. 사람마다 큰 차이가 있다.

2 척추 디스크의 강도(强度)가 높은 사람은 평생 허리 아픈 줄 모르다가 나이가 들면서 처음 통증을 느끼게 된다. 이때 '늙어서 가망이 없다'라고 생각할 것이 아니라 자신의 좋은 체질에 감사하며 철저한 척추위생으로 빨리 상처를 아물게 하면 120세까지 안 아프게 지낼 수 있다.

3 척추 디스크의 강도가 약한 사람은 어릴 때부터 허리 통증으로 고생할 수 있다. 그렇다고 부모 원망하지 말고 허리에 나쁜 동작, 운동, 자세를 최소화하는 척추위생을 평생 지키면 큰 문제 없이 120세까지 살 수 있을 것이다.

4 척추 디스크의 감도(感度)가 높은 사람은 MRI 결과가 정상으로 나와도 놀라거나 부끄러워하지 말라. 감정적, 정서적 문제로 아픈 것이 절대로 아니다. MRI 영상에서 보이지 않는 작은 상처에도 큰 통증을 느끼는, 고감도(高感度) 경보시스템을 가진 좋은 체질이다. 통증을 너무 심각하게 생각하지 말고 좋은 자세를 유지하는 척추위생을 꾸준히 지키면 잘 낫게 될 것이다.

5 척추 디스크의 감도가 낮은 사람은 조그만 통증도 심각하게 받아들여야 한다. 허리가 살짝만 뻐근해도 철저한 척추위생으로 돌아가야 한다.

7장
요통 자가 진단
─허리 통증 해석해서 날려버리기

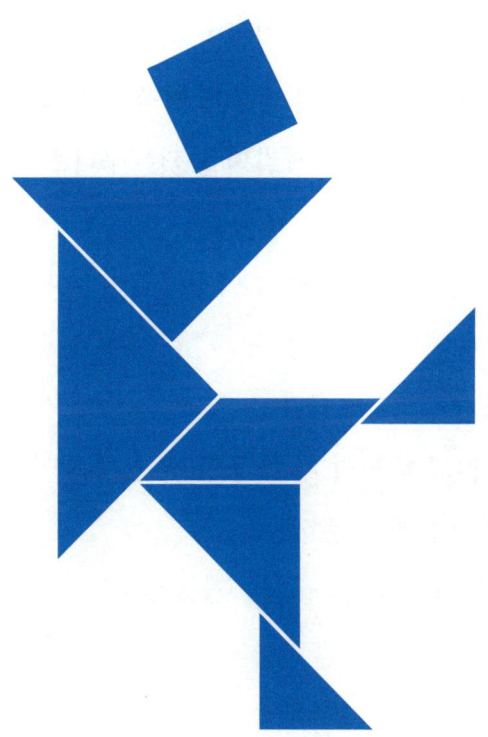

허리와 허리 주변의 통증 — 디스크성 요통

증상 무거운 물건을 들다 허리가 삐끗하더니 끊어질 듯 아프다.

해석 디스크 내부 손상 즉, 디스크 섬유륜이 찢어지거나 종판이 깨진 급성 디스크성 요통이다.

대책 아픔을 참고 허리를 펴서 요추전만을 회복하고 다시 구부리지 않도록 한다. 맥켄지 신전동작도 좋고, 허리 쿠션 넣고 눕는 것도 좋다. 같은 효과를 볼 수 있다. 누울 수 없는 상황이라면 등받이 의자에 허리와 등받이 사이에 쿠션을 넣고 앉는다.

주의점 디스크 탈출도 처음에는 허리만 아프다가 시간이 지나면서 방사통이 생긴다. 따라서 허리만 아프다가 차츰 엉덩이와 다리 쪽으로 통증이 뻗쳐 가면 디스크 탈출일 가능성이 높다.

참조 내용 1권 1장의 '앙금이 찹쌀떡을 찢는구나!'

증상 평소에 멀쩡했는데 어느 날 아침에 일어나니 허리가 아파 세수를 못 하겠다.

해석 약한 디스크성 요통이다. 디스크 손상이 가벼워서 바로 통증을 느끼지 않고 하룻밤 자는 동안 염증 반응이 충분히 생기면서 그다음 날 아침에 아픈 것이다.

대책, 해석, 주의점, 관련 내용은 급성 디스크성 요통과 동일하다.

증상 몇 달에 한 번씩 허리가 아파 며칠간 드러누워야 한다.

해석 주기적으로 허리 디스크를 손상시키는 행동을 하는 것이다. 다리로 뻗쳐 가는 방사통이 없다면 디스크 내부 손상만 반복되는 것이다. 반복적인 급성 디스크성 요통이다.

대책 허리 쿠션을 깔고 누워 가슴에 손을 얹고 자신의 행동을 곰곰이 되돌아 본다. 지난 며칠 동안 허리에 손상을 줄 만한 행동이 어떤 것인지를 찾아내어 그 행동을 생활에서 제거해야 한다. 발바닥을 찌른 가시를 족집게로 뽑아내듯 뽑아내야 한다.

주의점 허리에 손상을 주는 행동을 반드시 제거해야 한다. 디스크 내부 손상이 반복되다가 손상이 커지면서 디스크 탈출로 진행할 가능성이 매우 높기 때문이다.

참조 내용 1권 1장의 '요통의 일생', 2권 10장의 '디스크에 새 생명을 주는 '참회의 시간''

증상 아팠다, 안 아팠다 하더니 요즘 허리 통증이 부쩍 심하네!

해석 디스크에 작은 손상과 빠른 치유가 반복되다가 최근에 큰 손상이 생긴 상태이다. 통상 20~30대 때는 허리가 아파도 하루 혹은 수일 내로 호전되는데 나이가 들면 통증이 더 심하고 오래 간다. 디스크성 요통이 반복될수록 점점 오래 가고, 심해지고, 반복 주기가 짧아지다가 결국은 심각한 디스크 탈출 상태에 이르게 된다.

대책 척추위생을 철저히 지키면서 자신의 생활 중에 허리 디스크를 손상시킬 수 있는 나쁜 행동을 찾아내 없애야 한다.

참조 내용 1권 1장의 '요통의 일생'

증상 왠지 모르게 허리가 아프더니 몇 달간 낫지 않네.

해석 보통 20~30대에 처음 허리 통증을 겪는 경우는 아주 잘 낫는다. 하루 이틀 혹은 길어도 1~2주 내로 특별한 치료 없이 저절로 좋아진다. 그러나 이런 일이 시간이 지나면서 반복되다가 나이가 들면서 심한 허리 통증이 오래 가게 된다. 디스크 손상이 누적되어 종판 주변의 뼈도 손상받기 때문이다. 2년 이상 갈 수도 있다. 이 과정에서 허리를 튼튼하게 하기 위해 여러 가지 잘못된 운동을 지속하면 눈물 나게 아픈 통증이 5년, 10년 갈 수도 있음을 명심해야 한다.

대책 디스크라는 물렁뼈와 이에 맞닿아 있는 뼈가 심하게 손상되어 오랫동안 심하게 아픈 것이므로 손상된 부위가 아물 때까지 긴 시간이 걸릴 것이라는 사실을 인정해야 한다. 철저한 척추위생을 3개월 정도 유지하면 조금씩 낫는 것을 느끼게 된다. 갓난아기 다루듯 허리 관리에 온 정성을 쏟아야만 한다.

참조 내용 1권 4장의 '디붕은 절망이 아니라 갓난아기다'

증상 병원에서 MRI를 찍어도 별 이상이 없다고 하는데 허리 아픈 것이 낫지를 않네!

해석 보통 젊고 건강한 허리가 처음 손상될 때 흔히 보이는 현상이다. 싱싱한 디스크 내부에 작은 손상이 와서 MRI에는 잘 나타나지 않지만 디스크성 요통으로 고생하는 것이다. 허리 디스크가 상처에 예민한 사람이라면 반복되는 허리 통증으로 매우 오랫동안 고생할 수 있다.

대책 환자 본인뿐만 아니라 주변 사람, 가족, 친구, 직장 동료 모두 디스크성 요통을 명확히 알고 있어야 한다. MRI에 보이지 않는 작은 상처로도 오랫동안 심한 허리 통증 혹은 옆구리 통증으로 고생할 수 있다는 사실을 알아야 한다. 그렇지 않으면 섬유근육통, 이유 없는 만성 통증, 우울증 등으로 진단을 받아 오랫동안 몸과 마음이 모두 고생을 겪게 된다. 디스크성 요통이 어떤 것인지 주변 사람의 정확한 이해와 본인의 철저한 척추위생으로 해결할 수 있는 문제이다.

참조 내용 1권 6장의 '예민한 디스크를 가진 분들의 디스크 블루'

증상 낮에는 좀 덜한데 매일 아침 일어날 때마다 허리가 아프다.

해석 허리에 나쁜 운동이나 작업을 매일 해서 약한 디스크성 요통이 아침마다 느껴지는 것일 수도 있고, 잠자리에 문제가 있어 잠을 자는 동안 약한 디스크성 요통이 생기는 것일 수도 있다. 급성 디스크성 요통에서 회복되는 과정이어서 아침마다 좀 더 아플 수도 있다. 그러나 이때는 매일매일 조금씩 좋아져야 한다. 그 외 강직성 척추염(anklylosing spondylitis), 류머티스 다발성 근육통(polymyalgia rheumatica)같은 류머티스 질환일 수도 있다.

대책 운동 루틴과 작업 과정을 면밀히 확인해 가며 허리에 부담이 되는 동작을 찾아내어 족집게로 제거해야 한다. 허리에 부담이 되는 동작을 하지 않는데도 아침마다 아프다면 잠자리(침대, 잠자는 동작 등) 환경을 확인해야 한다. 최근에 겪은 급성 디스크성 요통에서 호전되는 과정이라면 척추위생을 잘 지키면서 기다리면 된다. 이들 모두 아니라면 류머티스 쪽 진료를 받는 것이 좋다.

참조 내용 2권 12장의 '수면(睡眠)', '백년허리 운동 '3마라'와 '3하라"

증상 조금만 움직여도 "악" 소리가 날 정도로 허리 통증 심하다.
해석 심한 통증이 지속되고, 누워 있어도 허리가 아프고, 몸을 살짝 돌리려고만 해도 비명을 지를 정도로 아프면 뭔가 심각한 문제가 생긴 것이다. 척추뼈가 부러졌거나, 척추뼈나 디스크에 세균 감염이 있거나, 양성 혹은 악성 종양이 생겼을 가능성이 있다.
대책 전문의의 진료를 받는 것이 필요하다.
참조 내용 1권 1장의 '17세 여고생에게 느닷없이 찾아온 급성 요통'

증상 세수하려고 구부리면 허리가 뻐근하다.
해석 허리 디스크에 손상이 있다는 뜻이다. 허리를 구부릴 때 수핵이 손상된 섬유륜 쪽으로 밀려 들어가면서 통증이 생기는 것이다.

대책 허리를 구부리지 않고 세수할 방법을 찾는다. 서서 샤워를 하거나 물수건으로 닦는 방법도 있다. 평생 그렇게 할 필요는 없다. 디스크 상처가 다 아물면 세수할 때 아픈 통증은 씻은 듯 없어진다.

주의점 아픈 것을 참고 계속 허리를 구부려 세수하는 것은 좋지 않다. 디스크 손상을 심화시켜 더 큰 통증이나 디스크 탈출증이 될 수 있기 때문이다.

참조 내용 2권 12장의 '개인위생'

증상 **방바닥에 오래 앉아 있다 일어설 때 자지러질 듯 아파요.**

해석 의자가 아닌 방바닥에 앉으면 허리가 앞으로 구부러질 수밖에 없다. 그렇게 오래 앉아 있으면 후방 섬유륜이 찢어지고 벌어져서 일어설 때 심한 통증을 느끼게 된다. 한 번에 허리를 못 펴는 경우를 흔히 보는데 이런 분은 허리 디스크에 어느 정도 손상이 왔다고 보면 된다.

대책 방바닥에 앉는 것을 최대한 피해야 한다. 요즘 방바닥에 앉아서 먹는 식당에는 등받이가 있는 방석이나 발을 아래로 내릴 수 있는 구조를 갖춘 곳이 있는데 이런 곳은 좀 나은 편이다. 정 피할 수 없는 상황이라면 벽에 기대어 앉거나 약간 높이가 있는 방석에 앉는 것이 좋다. 그것도 어렵다면 자주 일어서서 맥켄지 신전동작을 하는 것이 좋은데 어려운 자리라면 방바닥에 앉은 상태에서 표시 나지 않게 신전동작을 자주 자주 하는 것이 최선의 방법이다.

참조 내용 1권 2장의 '신전동작이 허리 디스크에 미치는 신통한 효과', 2권 12장의 '척추위생으로 앉아 있는 자세 — 무릎과 골반 그리고 등받이'

증상 오래 서 있으면 허리가 뻐근하게 아프다.
해석 전방전위증이 있어 서 있는 동안 디스크에 전방전위 스트레스가 누적되어 아픈 것이다.
대책 하체와 골반은 그대로 두고 상체를 뒤로 젖혀 요추전만을 최대로 만드는 '거만한 가슴법' 자세로 서 있는다. 앉을 수 있다면 잠시 앉았다 일어서는 것도 좋다.
주의점 골반전방경사 때문에 전방전위가 심화되는 것은 맞으나 골반을 후반으로 돌려 전방전위 스트레스를 줄이려고 하면 디스크 자체에 굴곡 스트레스가 가해져 손상 위험성을 높인다. 골반은 평소 위치에 둔 상태로 상체를 뒤로 더 젖혀서 요추전만을 만들어야 한다.
참조 내용 2권 12장의 '천골경사와 요추전만 그리고 전방전위증', '척추위생으로 서 있는 자세 — 거만한 가슴법과 오리궁둥이법'

증상 골프 라운딩하고 나면 허리가 뻐근해진다.
해석 상대를 이기겠다는 투혼이 강하거나 판돈이 큰 경우 등의 이유로 오버 스윙을 자주 하기 때문이다. 연습장에서 같은 자세와 클럽으로 단시간에 너무 많은 연습공을 치는 경우에 더 자주 발생한다.

대책 어드레스 때 요추전만을 엉덩이 근육에 약간의 힘을 가한 상태로 스윙을 시작한다. 백스윙과 팔로를 할 때까지 요추전만이 풀리지 않도록 노력하는 것이 필요하다. 연습장에서 연습할 때는 '한 가지 자세에 같은 클럽으로 대단히 짧은 주기로 반복되는 임팩트'를 겪기 때문에 허리, 목, 어깨, 무릎 중 하나에 충격이 쌓여서 손상을 유발하게 된다는 사실을 알아야 한다. 평소 요통이 있는 사람은 연습구 하나를 치고 타석에서 벗어났다가 다시 어드레스를 하는 것이 좋고 여러 개의 클럽을 두고 바꿔가면서 연습하는 것이 좋다.

참조 내용 2권 11장의 '안적천 경진대회 최우수작'

증상 하루 종일 컴퓨터 작업을 하면 허리가 아프다.

해석 나쁜 작업 자세, 특히 허리가 앞으로 구부러지는 자세에 따라 디스크가 점점 손상되기 때문이다.

대책 척추위생에 맞도록 작업 자세를 바꾸고 가능한 한 자주 신전동작을 한다. 지금 하는 일을 오래 하고 싶다면 작업 자세를 바꾸기 위해서 필요한 의자, 테이블, 서스펜션 등에 돈을 아끼지 말아야 한다.

참조 내용 2권 12장의 '사무 환경, 의자와 책상 최적화 하기'

증상 앉았다 일어설 때 허리가 바로 펴지지 않는다.

해석 허리 디스크에 상처의 존재를 알려주는 전형적인 증상으로 찢어진 디스크가 허리를 꽉 붙잡는다는 의미로 디스크성 캐치(discogenic catch)라는 현상이다. 이는 두 가지를 의미하는데 하나는 '허리 디스크, 특히 후방 섬유륜에 상처가 있다'는 것이고 다른 하나는 '앉아 있는 동안 섬유륜의 상처가 벌어졌다가 일어서기 위해 허리를 펴면서 다시 붙는다'는 것이다. 찢어진 상처가 다시 붙는 뻐근함 때문에 허리가 바로 펴지지 않는 것이다. 통상 의자나 자동차보다 방바닥에 앉아 있다가 일어나면 더 심하게 느낀다.

대책 척추위생으로 디스크를 붙여야 한다. 앉을 때 허리가 구부러지지 않도록 하는 것이 최선이다. 즉각적으로 효과를 보는 방법은 일어서기 직전 30초간 요추전만을 최대한 유지한 다음 일어선다. 허리를 펼 때 허리가 아픈 것은 디스크 상처가 다시 붙는 현상이므로 아파도 천천히 최대한의 요추전만을 만들어 유지하는 것이 좋다. 디스크를 다시 붙이는 과정이다.

주의점 허리를 펼 때 다리에 방사통이 느껴지면 방사통 발생 직전까지만 펴야 한다.

참조 내용 1권 4장의 '디스크성 요통의 전형적인 양상(낮은 통증 순)'

증상 앉았다 일어설 때 꼬리뼈, 천골(허리와 꼬리뼈 사이의 편평한 뼈), 엉덩이, 장골능(옆구리에서 골반이 시작되는 뼈), 사타구니, 회음부, 항문 등이 아프다.

해석 허리 디스크 내부 손상에 따른 디스크성 요통이 허리 주변의 여러 부위에 연관통으로 느껴지는 것이다.

대책 디스크 상처가 아물도록 척추위생을 잘 지켜야 한다.

참조 내용 1권 4장의 '디스크성 요통의 전형적인 양상(낮은 통증 순)'

증상 잠시라도 앉아 있으면 한쪽 엉덩이 속 뼈가 썩는 것처럼 아프다.

해석 디스크 내부 손상이 반복되어 매우 예민한 상처가 생긴 것이다. 앉아 있는 동안 수핵이 예민한 상처를 건드리면서 디스크성 요통이 생기고 그것이 엉덩이, 특히 좌골(ischial tuberosity)에서 연관통으로 느껴지는 것이다.

대책 섬유륜의 상처를 아물게 해야 한다. 디스크 내부 문제를 해결하기 위해 물렁뼈를 함부로 건드리면 훗날 후회할 일이 생기는 경우가 많다_{1권 4장의 캐러기 박사와 75인의 용감한 피험자들 참조}. 2~3개월 척추위생을 철저히 지키면 좋아지는 것을 느끼게 된다. 통증 때문에 정상적인 생활이 불가능하다면 진통제 복용이 필요하다.

참조 내용 1권 4장의 '디스크성 요통의 전형적인 양상(낮은 통증 순)'

증상 걷는 방향만 바꾸려 해도 대못으로 허리를 찌르는 통증이 생긴다.

해석 매우 심한 디스크 손상이다. 디스크뿐만 아니라 종판이 깨어지면서 종판 주변의 뼈에 멍이 들어 있을 가능성이 높다.

대책 종판 손상은 디스크 손상보다 더 오래 간다. 철저한 척추위생을 6개월 이상 지속해야 어느 정도 호전을 볼 수 있다. 걷기가 어려울 정도로 통증이 심하면 걷기 운동을 위해서 진통제를 복용하는 것이 좋다. 걸을 수 있는 만큼만 걷고 걷기 운동 직후 허리에 쿠션을 넣고 누워서 쉰다.

참조 내용 1권 4장의 '디스크성 요통의 전형적인 양상(낮은 통증 순)'

증상 허리가 아파 아무것도 못 하겠다. 영화도 못 보고 쇼핑도 못 해서 우울하다. 차라리 죽는 게 낫겠어.

해석 디스크붕괴(디붕)에 빠진 상황이다. 디스크에 손상이 무수히 반복되다가 결국 약간의 자극에도 심한 통증을 일으키는 상태가 된 것이다.

대책 손상이 아물 때까지 긴 시간이 걸릴 것을 예상하고 은근과 끈기로 해결의 실마리를 찾아야 한다. 허리에 나쁜 자세, 나쁜 운동, 나쁜 동작을 철저하게 배제하고 척추위생을 철저히 유지한다. 3개월간의 철저한 척추위생으로 조금씩 좋아진다는 느낌을 받게 된다.

참조 내용 2권 10장의 '그날이 언제일까?'

증상 5년 혹은 10년 동안 더 심하거나 덜 심할 때도 있지만 허리 아픈 게 낫지 않는다.

해석 한 번 찢어진 허리 디스크는 다시 찢지만 않으면 아무리 길어도 1년 반 정도 지나면 저절로 아물게 된다. 5년, 10년간 허리가 계속 아프다는 것은 찢어졌다 다시 붙는 디스크를 나쁜 행동으로 다시 찢고 있는 것을 반복하고 있다는 것을 뜻한다. 대부분 허리 통증을 없애기 위해 배운 나쁜 운동, 나쁜 스트레칭 등이 주범(主犯)이다.

대책 자주 하는 운동 동작을 잘 검토해 나쁜 운동을 족집게로 제거해야 한다.

참조 내용 2권 12장의 '백년허리 운동 '3마라'와 '3하라"

증상 척추위생을 철저히 하는데도 허리가 나을 기미가 보이지 않는다.
해석 아무리 심한 허리 디스크 손상도 철저한 척추위생 3개월이면 확실히 덜 아픈 것을 느끼게 된다. 척추위생을 잘 지키는데도 전혀 호전이 없다면 '자연 복대'를 계속하는 것이 원인일 수 있다. 디스크가 많이 손상되었거나 손상이 적어도 예민한 디스크인 경우는 자연 복대만으로도 다시 찢어질 수 있기 때문이다.
대책 자연 복대는 잊어버리고 요추전만을 열심히 하면 좋아진다. 그렇게 3개월이 지나도 호전이 없다면 류머티스 질환이나 내장 장기 문제 등을 의심해 봐야 한다.
참조 내용 2권 8장의 '운동과 허리 디스크의 상대성 원리'

증상 '디붕'으로 절망에 빠져 생활하다가 철저한 척추위생으로 많이 좋아졌는데 어제부터 갑자기 허리가 아프다. 끔찍한 과거로 돌아갈 것 같아 너무 무섭다.
해석 디붕을 극복하면서 허리 아픈 것이 좋아져서 잠시 방심해 척추위생의 원칙에 어긋나는 행동을 한 것이다. 오랜만에 옛 친구를 만나 장시간 대화를 나눈 것이 원인일 수도 있고, 러닝머신에서 재미있는 영화를 발견해 평소보다 훨씬 오래 걸었던 이유일 수도 있다. 디붕에서 성공적으로 빠져나온 경험이 있는 사람이라면 경계심이 충분하므로 다시 디붕으로 돌아갈 가능성은 낮다. 디붕이 되려면 나쁜 행동이 수차례 누적되어야 하기 때문이다.

대책 매트리스 있는 침대에서 허리 쿠션을 깔고 누워 가슴에 손을 얹고 최근 3~4일간의 생활을 되돌아본다. 어떤 행동이 디스크를 다시 손상시켰는지를 정확히 찾아내 족집게로 제거한다. 자아비판을 하다 저절로 잠이 들어도 좋다. 그 시간은 디스크가 다시 붙는 데 도움이 되는 시간이다.

참조 내용 2권 10장의 '디스크에 새 생명을 주는 '참회의 시간"

증상 허리가 뻣뻣해서 굽힐 수 없다.

해석 허리가 아픈 것이 좋아지면서 더 뻣뻣하게 느끼는 것은 디스크가 찢어졌다가 다시 아물 때 나타나는 전형적인 증상이다. 피부에 상처가 났다가 아물 때 흉터가 생기면서 피부의 탄성을 잃는 것과 같은 현상이다. 시간이 지나면서 흉터가 엷어지듯 뻣뻣한 허리도 시간이 지나면서 다시 유연해진다.

대책 윌리엄스 운동, 허리 구부리는 스트레칭, 허벅지를 당기는 스트레칭 등으로 뻣뻣한 허리를 억지로 유연하게 만드는 것은 절대 금물이다. 흉터가 생기면서 붙어 가던 디스크를 다시 찢는 행위이다. 필자의 경험상 5년, 10년 동안 허리 아파 고생하는 사람들은 모두 이런 잘못을 지속하기 때문이었다.

주의점 나쁜 운동을 계속 하고 있는 경우가 아닌데도 이런 증상이 수년간 지속된다면 강직성 척추염 가능성도 있다. 전문가의 진료가 필요하다.

참조 내용 1권 3장의 '고생 끝에 낙이 오듯 방사통 끝에 찾아오는 뻣뻣함'

증상 그동안 오른쪽 허리만 아팠는데 언제부터인가 왼쪽 허리가 아프다.

해석 허리 디스크가 가운데에 있어 디스크가 찢어지면 허리 가운데가 아플 것이라 생각하는데 그렇지 않다. 가운데만 아플 수도 있지만 대부분의 경우 약간 오른쪽 혹은 왼쪽으로 치우쳐서 아프다. 후방 섬유륜이 찢어질 때 정중앙보다는 좌우측으로 조금 치우쳐서 찢어지는 경우가 훨씬 많기 때문이다. 한쪽 허리가 아프다가 반대편 허리로 통증이 넘어 가는 것은 좋지 않은 현상이다. 디스크 손상이 반대쪽으로 진행했다는 뜻이다.

대책 더 철저한 척추위생이 필요하다. 디스크 손상이 진행하는 것을 멈춰야 한다.

참조 내용 1권 4장의 '디스크성 요통을 느끼는 부위'

다리로 뻗쳐 가는 통증을 동반한 허리 통증
— 방사통(좌골신경통)

증상 허리가 많이 아프더니 차츰 한쪽 엉덩이로 통증이 내려오다가 지금은 허벅지, 종아리가 엄청 땅긴다.

해석 디스크 탈출증으로 오는 방사통, 즉 좌골신경통이다. 후방 섬유륜 밖으로 탈출된 수핵이 신경뿌리의 배측신경절에 묻어 염증을 일으켰고, 염증이 생긴 배측신경절이 당겨지거나 눌리는 상황이다.

대책 이런 경우 요추전만 자세는 좌골신경통을 더 심하게 만들 수 있다. 다리가 땅기지 않는 범위(통증이 유발되지 않는 범위)까지만 요추전만을 만들어 유지한다. 통증점수가 5점 이상이면 염증을 줄이는 치료(소염제 혹은 스테로이드 주사 등)가 필요할 수 있으므로 전문의의 진료를 받는 것이 좋다.

참조 내용 1권 3장의 '신경뿌리 속의 희한한 짐승 배측신경절' 참조

증상 가끔씩 약한 좌골신경통이 느껴진다.

해석 배측신경절의 염증이 심하지 않으며 이를 당기거나 누르는 것도 약한 상태이다.

대책 굳이 치료를 할 필요가 없다. 약한 방사통을 경계경보 삼아 방사통이 심해질 때 척추위생을 철저히 하라는 신의 계시로 받아들이면 된다. 최대 요추전만을 해도 좌골신경통이 심해지지

않는다면 최대 요추전만을 유지하는 것이 좋다.

참조 내용 1권 3장의 '신경뿌리 속의 희한한 짐승 배측신경절'

증상 앉아 있으면 허리가 아프면서 엉덩이, 허벅지 뒤쪽과 바깥쪽, 종아리 통증이 심해진다. 서서 걸으면 오히려 좋아진다.

해석 디스크 탈출로 배측신경절에 염증이 심하고, 염증 생긴 배측신경절이 앉아 있을 때 더 당겨지거나 눌린다는 뜻이다.

대책 앉을 때 요추전만을 최대로 만들어 본다. 이때 방사통(좌골신경통)이 더 심해진다면 전문의에게 진료를 받고 염증 치료를 하는 것이 좋다. 최대 요추전만에서 방사통은 심해지지 않고 허리 가운데만 아프면 척추위생만으로 호전을 기대할 수 있다.

참조 내용 1권 3장의 '슬기로운 염증 치료'

증상 병원에서 MRI를 찍어보면 디스크 탈출은 전혀 없다는데 다리가 땅기는 방사통으로 고생이 많다.

해석 눈에 보이는 디스크 탈출은 없어도 MRI에 잘 안 보일 정도로 섬유륜이 찢어지면서 수핵이 흘러나와 신경뿌리에 묻어 염증을 일으킨 것이다. 염증이 생긴 신경뿌리가 자세나 행동에 따라 당겨지면서 방사통을 느끼는 것이다.

대책 방사통이 심하지 않다면 척추위생을 하면서 기다리면 된다. 평균 6개월 정도 지나면 많이 좋아진다. 방사통이 통증 점수 5점을 넘으면 전문의에게 진료를 받고 염증 치료를 하는 것이 좋다.

참조 내용 1권 3장의 '돼지 수핵을 뽑아 신경뿌리에 묻혔더니. 헉!'

증상 척추위생을 위해 허리를 펴서 요추전만을 만들면 없던 방사통이 생기거나 심해진다.
해석 디스크 탈출이 크거나 신경뿌리 염증이 아주 심하다는 뜻이다.
대책 전문의에게 진료를 받아 신경뿌리 염증을 줄이는 치료가 반드시 필요하다.
참조 내용 1권 3장의 '슬기로운 염증 치료'

증상 그토록 아프던 다리 통증은 거의 없어졌는데 별로 아프지 않던 허리가 더 아프다.
해석 통증이 중심화(centralization)되는 상황으로 신경뿌리 염증은 많이 없어졌고 이제 찢어졌던 디스크가 다시 붙는 과정이 남았다 *2권 10장의 '애덤스 박사 코멘트의 팩트 체크' 참조*. 좋아지는 과정이다.
대책 이제 염증을 줄이는 치료는 중지해도 되며 척추위생만 지속하면 된다.
참조 내용 1권 3장의 '천(千)의 얼굴 좌골신경통'

증상 좌골신경통으로 그렇게 고생하고 나니 이제 허리가 뻣뻣해져서 잘 구부러지지 않는다. 앞으로 평생 허리를 못 구부릴까봐 겁난다.
해석 디스크 탈출 증상은 많이 좋아졌고 디스크 찢어진 부분이 붙어 가는 과정이다.

대책 뻣뻣한 허리를 억지로 구부려 다시 유연해지려고 하면 절대로 안 된다. 붙어 가는 디스크를 다시 찢기 때문이다. 척추위생을 잘 유지하다 보면 유연성이 서서히 돌아온다.

참조 내용 1권 3장의 '고생 끝에 낙이 오듯 방사통 끝에 찾아오는 뻣뻣함'

걷다보면 더 심해지는 통증 — 척추관 협착증과 간헐적 파행

증상 앉아 있을 때는 전혀 아프지 않다가 일어서서 걷다 보면 허리와 엉덩이가 점점 더 아파와 잠시라도 앉아서 쉬어야 한다.

해석 디스크가 많이 늙어 걷는 충격을 버틸 능력이 떨어진 상태에서 최근에 디스크 내부 손상이 온 것이다. 퇴행된 디스크의 디스크성 요통이다. 척추관협착증이 있을 가능성이 높다.

대책 걷다가 허리 통증이 심해지면 잠시 서서 수차례 맥켄지 신전동작을 하고 나서 통증이 좋아지면 다시 걷는다. 신전동작을 해도 통증 호전이 없으면 걷기 운동을 멈추고 매트리스 있는 침대에서 허리에 쿠션 넣고 누워 쉰다. 이와 같이 걷고, 신전동작을 하고, 요추전만으로 쉬기를 반복하다 보면 걸을 수 있는 거리가 서서히 길어진다. 통상 3~6개월이 지나면 호전을 확연히 느낀다.

주의점 허리를 구부리면 당장은 편하게 느껴지나 장기적으로는 디스크에 해로우므로 허리를 구부려 쉬는 것은 피하는 것이 좋다.

참조 내용 1권 5장의 '척추관협착증은 디스크와 반대야. 허리 펴면 안 돼! 구부려야 해!'

증상 앉아 있을 때는 전혀 아프지 않다가 일어서서 걷다 보면 허리와 엉덩이, 허벅지, 종아리가 점점 더 아파와 잠시라도 앉아서 쉬어야 한다. 한쪽 다리만 아플 때도 있고 양쪽이 다 아플 때도 있다. 양쪽이 다 아파도 그중 한쪽이 더 심하게 아픈 경우가 대부분이다.

해석 디스크가 많이 늙어 걷는 충격을 버틸 능력이 떨어진 상태에서 최근에 디스크 탈출이 추가된 것이다. 퇴행된 디스크의 디스크 탈출증으로 인한 방사통 이다. 척추관협착증이 있을 가능성이 높다.

대책 걷다가 방사통이 심해지면 잠시 서서 수차례 맥켄지 신전동작을 하고 나서 통증이 좋아지면 다시 걷는다. 신전동작을 해도 통증 호전이 없으면 걷기 운동을 멈추고 매트리스 있는 침대에서 허리에 쿠션 넣고 누워 쉰다. 이와 같이 걷고, 신전동작을 하고, 요추전만으로 쉬기를 반복하다 보면 걸을 수 있는 거리가 서서히 길어진다. 통상 3~6개월이 지나면 호전을 확연히 느낀다.

주의점 허리를 구부리면 당장은 편하게 느껴지나 장기적으로는 디스크에 해로우므로 허리를 구부려 쉬는 것은 피하는 것이 좋다.

신전동작을 할 때 방사통이 심해지면 전문의를 찾아가서 염증 치료를 받는 것이 좋다.

참조 내용 1권 5장의 '간헐적 파행으로 많이 당황하셨죠?'

증상 앉아 있을 때는 전혀 아프지 않다가 일어서서 걷다 보면 허리와 엉덩이가 화끈거리며 다리 감각이 떨어져 발바닥에 빈대떡이 붙은 것 같고, 허공이나 스펀지를 밟는 듯하여 넘어질까 겁이 나 더 걷지 못하겠다.

해석 디스크가 많이 늙어 걷는 충격을 버틸 능력이 떨어진 상태에서 최근에 디스크 탈출이 추가되어 오래전부터 있었던 척추관협착증이 조금 더 심해져 감각신경을 누르거나 감각신경으로 오가는 혈관이 눌리고 있다.

대책 걷다가 감각 둔화가 심해지면 잠시 서서 수차례 맥켄지 신전동작을 하고 나서 다시 걷는다. 신전동작을 해도 감각 호전이 없어 불안정하면 걷기 운동을 멈추고 매트리스 있는 침대에서 허리에 쿠션 넣고 누워 쉰다. 이와 같이 걷고, 신전동작을 하고, 요추전만으로 쉬기를 반복하다 보면 걸을 수 있는 거리가 서서히 길어진다. 통상 3~6개월이 지나면 호전을 확연히 느낀다.

주의점 허리를 구부리면 당장은 편하게 느껴지나 장기적으로는 디스크에 해로우므로 허리 구부려 쉬는 것은 피하는 것이 좋다. 신전동작을 할 때 방사통이 심해지면 전문의를 찾아가 염증 치료를 받는 것이 좋다.

참조 내용 1권 5장의 '척추관협착증이 디스크와 반대라고 생각하는 이유'

증상 앉아 있을 때는 전혀 아프지 않다가 일어서서 걷다 보면 다리에 힘이 풀려 넘어질까 겁이 나 더 걷지 못하겠다.

해석 디스크가 많이 늙어 걷는 충격을 버틸 능력이 떨어진 상태에서 최근에 디스크 손상이 추가되어 척추관협착이 조금 더 심해져 운동신경을 누르거나 운동신경으로 오가는 혈관이 눌리고 있다.

대책 걷다가 다리 힘이 빠지면 잠시 서서 수차례 맥켄지 신전동작을 하고 나서 다시 걷는다. 신전동작을 해도 근력의 호전이 없어 불안정하면 걷기 운동을 멈추고 매트리스 있는 침대에서 허리에 쿠션 넣고 누워 쉰다. 이와 같이 걷고, 신전동작을 하고, 요추전만으로 쉬기를 반복하다 보면 걸을 수 있는 거리가 서서히 길어진다. 통상 3~6개월이 지나면 호전을 확연히 느낀다.

주의점 허리를 구부리면 당장은 편하게 느껴지나 장기적으로는 디스크에 해로우므로 허리 구부려 쉬는 것은 피하는 것이 좋다. 신전동작을 할 때 방사통이 심해지면 전문의를 찾아 염증 치료를 받는 것이 좋다.

참조 내용 1권 5장의 '척추관협착증이 디스크와 반대라고 생각하는 이유'

감각이나 근육의 마비가 동반된 허리 통증

증상 다리로 뻗치는 통증이 있으면서 발이나 다리에 감각이 둔하다.
해석 디스크 탈출로 감각신경 뿌리가 눌리는 상황이다.
대책 전문의 진료가 필요하다. 디스크 탈출이나 방사통이 심하지 않다면 척추위생으로 디스크가 아물면서 감각이 돌아오기를 기다려 볼 수도 있다.
참조 내용 1권 3장의 '디스크 탈출증 치료의 큰 그림을 보라'

증상 다리로 뻗치는 통증이 있으면서 발이나 다리의 근육 힘이 떨어진다.
해석 디스크 탈출로 근육신경 뿌리가 눌리는 상황이다.
대책 전문의 진료가 필요하다. 발가락이나 발목 힘이 살짝 떨어질 때는 척추위생으로 디스크가 아물면서 힘이 돌아오기를 기다려 볼 수도 있다. 그러나 발목 힘이 점점 더 빠지고 시간이 지나도 돌아오지 않는 양상이라면 수술을 고려해야 한다.
참조 내용 1권 3장의 '디스크 탈출증 치료의 큰 그림을 보라'

증상 허리를 삐끗한 다음 양쪽 다리 힘이 빠지고, 방광에 힘이 빠져 소변 보기가 어렵다.
해석 양쪽 다리와 방광, 항문으로 가는 여러 가닥의 신경뿌리가 동시에 심한 압박을 받는 상태로 '마미총 증후군(cauda equina syndrome)'이다.

대책 가능한 한 빨리 응급실을 방문해 마미총 증후군으로 확인되면 응급수술을 받는 것이 좋다.

참조 내용 1권 3장의 '디스크 탈출증 치료의 큰 그림을 보라'

증상 허리를 펴려고 해도 힘이 없어 자꾸 꼬부라지네, 젊은이!

해석 척추관협착증이 있으면 통증 때문에 허리가 앞으로 구부러지게 되는데 연세 드신 어르신 중에 통증이 없어도 허리가 자꾸 꼬부라지는 분이 많다. 아프지 않으므로 의식적으로 허리를 펼 수는 있으나 어느새 앞으로 꼬부라져 버린다. "뭔가가 가슴을 아래로 잡아당기는 것 같아."라고 하시는 분이 많다. 이런 경우에는 대부분 심한 노인성 근력 약화(근감소증) 때문이다. 허리를 들고 서 있을 근육 힘이 없기 때문이다.

대책 근육이 약해서 생기는 일이므로 근육 강화 운동을 많이 하면 당연히 좋아질 수 있겠으나 그게 말처럼 쉽지 않다. 허리 근육을 무리해서 키우다 보면 디스크 손상으로 허리 통증으로 고생할 수도 있다. 허리 근육보다 엉덩이 근육과 활배근 강화부터 시작하는 것이 좋다. 자세한 내용은 『백년운동』 7장의 '어떤 근육을 키울 것인가?'를 참조하기 바란다.

참조 내용 2권 8장의 '강한 허리는 강한 엉덩이로부터'

허리운동 관련 증상

증상 허리 근육 강화 운동을 하고 나면 허리가 더 아파요.
해석 운동으로 좋아지는 허리는 없다. 운동은 몸을 건강하게 하는 것이지 아픈 허리를 낫게 하는 것이 아니다. 아픈 허리는 좋은 자세로 좋아진다. 그것이 척추위생이다. 찢어진 허리 디스크를 낫게 하는 단 하나의 운동이 있다. 걷기 운동이다. 자세한 내용은 『백년운동』 6장의 '걷기 운동을 추천하는 진짜 이유!'를 참조하기 바란다.
대책 허리 운동에서 선행학습은 절대 금물이다. 근육이 튼튼해져서 허리 통증이 낫는 것이 아니라 찢어진 디스크가 아물어야 아픈 허리가 낫는다는 사실을 명확히 이해해야 한다. 허리 근육을 강화해서 허리 통증을 낫게 하겠다는 생각은 자동차의 트랜스미션이 고장 났는데 엔진을 고치려는 것과 같이 어리석은 생각이다.
참조 내용 2권 12장의 '백년허리 운동 '3마라'와 '3하라"

증상 이제 좀 견딜 만해졌고 웬만해서는 허리가 아프지 않아. 수렁에서 빠져나오는 느낌인데, 지금부터는 어떤 운동을 해야 하지?
해석 심하게 찢어지고 뭉개졌던 디스크가 척추위생으로 '디붕'의 나락에서 빠져나오기 시작한 단계이다.
대책 술을 좋아한다면 축하주를 마시고 교회에 다니면 헌금, 절에 다니면 시주를 해야 할 단계이다. 그러나 아직 허리를 함부로 놀리거나 근력 강화 운동을 시작할 단계는 아니다. 축하주는 가능하면 등받이 의자가 있는 주점에서 마시도록 하고 헌금이나 시주를 하고 나서 교회에 오래 앉아 있거나 절을 많이 하는 활동은 아직 피해야 한다는 뜻이다. 어떤 운동이 좋을지는 『백년운동』 '20장 내 몸에 꼭 맞는 백년운동 따라 하기'를 참조해 판단하라. 운동할 때 혹은 하고 나서 허리 통증이 생기는 운동은 하지 않는 것이 좋다 『백년운동』 13장의 '그렇다면 허리가 감당할 수 있는 부담감을 알 수 있는 방법은?' 참조. 역으로 그런 통증이 전혀 생기지 않는 운동은 해도 된다는 뜻이다.

참조 내용 2권 9장의 '허리 구부리는 스트레칭의 4가지 치명적인 유혹', 2권 12장의 '백년허리 운동 '3마라'와 '3하라''

7장 요통 자가 진단 — 허리 통증 해석해서 날려버리기

세 가지 행운과 자가활동질환(自家活動疾患)

뒷이야기

『백년허리』원고를 끝내고 8년, 초판이 발행되고 5년이 지났다. 이제야 구슬이 거의 다 꿰어진 느낌이다. 눈을 감고 더듬더듬 만지던 코끼리를 코부터 꼬리까지 다 만져본 느낌이다.

필자가 요통이라는 거대한 코끼리의 꼬리만 만져 밧줄이라 착각하지 않고 절구공이 같은 다리, 무 같은 상아 등 온몸을 살살이 만져 코끼리라는 것을 알아내는 데는 세 가지 행운이 운 좋게 교차되었기 때문이라 생각한다.

첫 번째 행운은 필자의 진료실을 찾은 수많은 환자를 큰 스승으로 모실 수 있었던 것이다. 우리나라 특유의 진료 시스템 덕분에(?) 전 세계 그 어느 나라의 척추 전문가보다 많은 허리 환자를 봤을 것이다. 그뿐만 아니라 그 많은 환자가 대부분 2~3개의 외부 병원 MRI 영상을 가지고 오기에 다양한 척추 증상을 시기별로 찍은 MRI 영상과 비교 분석할 수 있는 기회가 많았다. 필자에게는 충실한 학습자료를 가진 스승을 많이 만날 수 있었으니 '행운'이지만 3시간 대기에 3분 진료를 봐야 했던 환자들에게는 결코 흡족한 조건이 아니었을 것이다.

두 번째 행운은 필자 스스로 심각한 요통을 겪은 것이다. 20대 후반에 심한 급성 요통을 겪은 후 잘 지내다가 40대 초반에 본격적인 요통이 시작되고 6년간 나쁜 운동을 하면서 지속적으로 허리를 망쳐 왔다. 40대 후반 나쁜 운동을 멀리하고 척추위생을 시작하였다. 이후로 때로는 척추위생을 엄격하게 지키면서, 때로는 힘겨운 인생의 무게에 척추위생을 어기면서, 약 5년에 걸쳐 극심한 요통에서 서서히 벗어났던 경험이 구슬을 꿰는 데 큰 도움이 되었다. 수차례 찍은 끔찍한 허리 MRI 영상을 보면서 '120 kg짜리 역기로 스쿼트하고 내려놓을 때 엉덩이에서 양쪽 허벅지 뒤로 뻗쳐 가던 통증이 저 디스크의 후방 섬유륜이 찢어지는 느낌이었구나', '아, 2006년 허리 통증이 많이 좋아진 어느 날 체육관에서 플라이오 점프를 하다 허리에서 "뻑" 하는 소리가 나며 오랫동안 아팠던 것이 바로 저 종판이 깨진 것 때문이었구나!' 하며 그 10여 년 내 요통의 일생을 복기(復棋) 할 수 있었다. 가깝게는 2020년 2월 코로나로 취소된 해외 학회에 강의 동영상을 보내기 위해 10시간 가까이 작업한 그다음 날 인사동 오거리에서 보행자 신호 대기 중 사타구니가 아파 쓰러질 정도의 극심한 통증을 유발한 허리 디스크 손상도 MRI 영상으로 확인할 수 있었다. 이거야말로 필자 스스로 '그 느낌 아니까~~!' 요통의 해석이 그만큼 쉬웠던 것이다.

    세 번째 행운은 참으로 운 좋은 만남들이다. 2000년도 시카고 장기연수를 가서 만난 필자의 근골격계 재활의학의 멘토 프레스 교수에게 큰 방향의 가르침을 받았고, 2010년 토론토 워크숍에서 처음 만난 필자를 자신의 집으로 초대하여 저녁을 같이 하며 많은 대화를 나눴던 맥길 교수와의 기억도 새롭다. 마침 그날 필자가 엄청나게 심한 허리 통증을 겪었던 과정도 예사롭지 않은 경험이었다. 2011년 미국 재활의학회지에 종설을 투고하면서 교신했던 편집장, 시애틀

워싱턴대학 와인스틴 교수를 통해 간접적으로 알게된 캐러기 교수의 주옥같은 연구 결과를 접한 것도 큰 행운이었다. 2014년 척추생체역학의 대가 애덤스 교수를 서울에서 만나 '찢어진 디스크가 다시 붙는다'는 설명을 너무나도 평이하게 들은 것도 놀라울 따름이다.

필자가 만난 수많은 환자와 MRI 영상, 필자 자신의 끔찍했던 요통과 회복 과정, 대가들과의 운 좋은 만남이 우리나라 국민의 허리 건강에 조금이라도 도움이 될 수 있다면 그보다 기쁜 일이 더는 없겠다.

필자에게 진료받기 위해 예약 하고 기다리다 필자의 책을 읽고 열심히 관리해서 예약을 취소했다는 말을 자주 듣는다. 이런 이야기를 들으면 부끄러움을 무릅쓰고 졸저(拙著)를 세상에 내놓은 보람을 크게 느낀다. 척추와 관절 문제에 대해 스스로 공부하여 정확한 지식과 관리 방법을 알고 평생을 건강하게 살 능력을 갖춘 분이 매일 한 명씩이라도 더 늘어나면 좋겠다.

나쁜 세포나 세균, 바이러스가 공격을 하는 암이나 감염병과 달리 허리 통증은 일상생활, 직업, 운동중에 **자기 스스로 자신의 척추를 공격해서 생기는 병**이다. 자신의 면역기능이 자기 몸의 장기를 공격하는 병을 **자가면역질환(自家免疫疾患)이라 부른다. 그렇다면 요통은 자신의 활동**으로 자기 몸을 공격하므로 자가활동질환(自家活動疾患)이라 할 수 있겠다. '면역'을 잘 관리하고, 조절해서 자가면역질환을 치료하듯 자가활동질환은 '활동'을 잘 관리하고, 조절해서 치료하면 된다. **'내 허리가 아픈 이유가 무엇인지', '앞으로 어떻게**

될 것인지', '내 몸의 움직임이 내 허리를 공격하지 못하게 하려면 어떻게 해야 하는지' 이 세 가지만 알면 요통이라는 자가활동질환과의 전쟁은 백전백승(百戰百勝)이다.

여러분의 승전보(勝戰譜)를 기다리며 졸저의 원고를 끝맺는다.

2021년 3월 4일
겨울이 물러나는 대학로를 바라보며…

참고 문헌

1. Aspden RM. The spine as an arch. A new mathematical model. Spine (Phila Pa 1976) 1989;14:266-74.
2. Deyo RA, Weinstein JN. Low Back Pain. N Engl J Med 2001;344:363-70.
3. Adams MA, Bogduk N, Burton K, Dolan P. The Biomechanics of Back Pain. Edinburgh: Churchill Livingstome; 2002.
4. Carragee E, Alamin T, Cheng I, Franklin T, van den Haak E, Hurwitz E. Are first-time episodes of serious LBP associated with new MRI findings? Spine J 2006;6:624-35.
5. Adams MA, Dolan P. Spine biomechanics. J Biomech 2005;38:1972-83.
6. Marchand F, Ahmed AM. Investigation of the laminate structure of lumbar disc anulus fibrosus. Spine (Phila Pa 1976) 1990;15:402-10.
7. Adams MA. The biomechanics of back pain. 3rd ed. Edinburgh ; New York: Churchill Livingstone/Elsevier; 2013.
8. da Silva T, Mills K, Brown BT, et al. Recurrence of low back pain is common: a prospective inception cohort study. J Physiother 2019;65:159-65.
9. Komori H, Shinomiya K, Nakai O, Yamaura I, Takeda S, Furuya K. The natural history of herniated nucleus pulposus with radiculopathy. Spine 1996;21:225-9.
10. May S, Donelson R. Evidence-informed management of chronic low back pain with the McKenzie method. Spine J 2008;8:134-41.
11. van Helvoirt H, Apeldoorn AT, Knol DL, et al. Transforaminal epidural steroid injections influence Mechanical Diagnosis and Therapy (MDT) pain response classification in candidates for lumbar herniated disc surgery. J Back Musculoskelet Rehabil 2016;29:351-9.
12. Sparrey CJ, Bailey JF, Safaee M, et al. Etiology of lumbar lordosis and its pathophysiology: a review of the evolution of lumbar lordosis, and the mechanics and biology of lumbar degeneration. Neurosurg Focus 2014;36:E1.
13. Russo GA, Marsh D, Foster AD. Response of the Axial Skeleton to Bipedal Loading Behaviors in an Experimental Animal Model. Anat Rec (Hoboken) 2020;303:150-66.
14. Gracovetsky S. Function of the spine. J Biomed Eng 1986;8:217-23.
15. Farfan HF. The biomechanical advantage of lordosis and hip

extension for upright activity. Man as compared with other anthropoids. Spine (Phila Pa 1976) 1978;3:336-42.

16 Been E, Barash A, Marom A, Kramer PA. Vertebral bodies or discs: which contributes more to human-like lumbar lordosis? Clin Orthop Relat Res 2010;468:1822-9.

17 Thalgott JS, Albert TJ, Vaccaro AR, et al. A new classification system for degenerative disc disease of the lumbar spine based on magnetic resonance imaging, provocative discography, plain radiographs and anatomic considerations. Spine J 2004;4:167S-72S.

18 MIXTER WJ, BARR JS. Rupture of the Intervertebral Disc with Involvement of the Spinal Canal. N Engl J Med 1934;211:210-5.

19 Parisien RC, Ball PA. William Jason Mixter (1880-1958). Ushering in the "dynasty of the disc". Spine (Phila Pa 1976) 1998;23:2363-6.

20 McRae DL. Asymptomatic intervertebral disc protrusions. Acta Radiol 1956;46:9-27.

21 Hitselberger WE, Witten RM. Abnormal myelograms in asymptomatic patients. J Neurosurg 1968;28:204-6.

22 Boden SD, Davis DO, Dina TS, Patronas NJ, Wiesel SW. Abnormal magnetic-resonance scans of the lumbar spine in asymptomatic subjects. A prospective investigation. J Bone Joint Surg Am 1990;72:403-8.

23 Mulleman D, Mammou S, Griffoul I, Watier H, Goupille P. Pathophysiology of disk-related sciatica. I.--Evidence supporting a chemical component. Joint Bone Spine 2006;73:151-8.

24 Inman VT, Saunders JB. Anatomicophysiological aspects of injuries to the intervertebral disc. J Bone Joint Surg Am 1947;29:461-75.

25 Kelly M. Is pain due to pressure on nerves? Spinal tumors and the intervertebral disk. Neurology 1956;6:32-6.

26 Smyth MJ, Wright V. Sciatica and the intervertebral disc; an experimental study. J Bone Joint Surg Am 1958;40-A:1401-18.

27 Olmarker K, Rydevik B, Nordborg C. Autologous nucleus pulposus induces neurophysiologic and histologic changes in porcine cauda equina nerve roots. Spine 1993;18:1425-32.

28 Wall PD, Devor M. Sensory afferent impulses originate from dorsal root ganglia as well as from the periphery in normal and nerve injured rats. Pain 1983;17:321-39.

29 Devor M. Unexplained peculiarities of the dorsal root ganglion.

Pain 1999;Suppl 6:S27-35.
30. Otani K, Arai I, Mao GP, Konno S, Olmarker K, Kikuchi S. Experimental disc herniation: evaluation of the natural course. Spine 1997;22:2894-9.
31. Karppinen J, Malmivaara A, Kurunlahti M, et al. Periradicular infiltration for sciatica: a randomized controlled trial. Spine 2001;26:1059-67.
32. Wetzel FT, Donelson R. The role of repeated end-range/pain response assessment in the management of symptomatic lumbar discs. Spine J 2003;3:146-54.
33. Freeman BJ, Fraser RD, Cain CM, Hall DJ, Chapple DC. A randomized, double-blind, controlled trial: intradiscal electrothermal therapy versus placebo for the treatment of chronic discogenic low back pain. Spine (Phila Pa 1976) 2005;30:2369-77; discussion 78.
34. Carragee EJ, Don AS, Hurwitz EL, Cuellar JM, Carrino JA, Herzog R. 2009 ISSLS Prize Winner: Does discography cause accelerated progression of degeneration changes in the lumbar disc: a ten-year matched cohort study. Spine (Phila Pa 1976) 2009;34:2338-45.
35. Ulrich JA, Liebenberg EC, Thuillier DU, Lotz JC. ISSLS prize winner: repeated disc injury causes persistent inflammation. Spine (Phila Pa 1976) 2007;32:2812-9.
36. Kuslich SD, Ulstrom CL, Michael CJ. The tissue origin of low back pain and sciatica: a report of pain response to tissue stimulation during operations on the lumbar spine using local anesthesia. Orthop Clin North Am 1991;22:181-7.
37. Murphey F. Sources and patterns of pain in disc disease. Clin Neurosurg 1968;15:343-51.
38. Pollintine P, Dolan P, Tobias JH, Adams MA. Intervertebral disc degeneration can lead to "stress-shielding" of the anterior vertebral body: a cause of osteoporotic vertebral fracture? Spine (Phila Pa 1976) 2004;29:774-82.
39. Jensen MC, Brant-Zawadzki MN, Obuchowski N, Modic MT, Malkasian D, Ross JS. Magnetic resonance imaging of the lumbar spine in people without back pain. N Engl J Med 1994;331:69-73.
40. Burke JG, Watson RW, McCormack D, Dowling FE, Walsh MG, Fitzpatrick JM. Intervertebral discs which cause low back pain secrete high levels of proinflammatory mediators. J Bone Joint

Surg Br 2002;84:196-201.
41. Crock HV. Internal disc disruption. A challenge to disc prolapse fifty years on. Spine (Phila Pa 1976) 1986;11:650-3.
42. Pettine K, Ryu R, Techy F. Why Lumbar Artificial Disk Replacements (LADRs) Fail. Clin Spine Surg 2017;30:E743-E7.
43. Guyer RD, McAfee PC, Banco RJ, et al. Prospective, randomized, multicenter Food and Drug Administration investigational device exemption study of lumbar total disc replacement with the CHARITE artificial disc versus lumbar fusion: five-year follow-up. Spine J 2009;9:374-86.
44. Sun X, Chen Z, Sun S, et al. Dynamic Stabilization Adjacent to Fusion versus Posterior Lumbar Interbody Fusion for the Treatment of Lumbar Degenerative Disease: A Meta-Analysis. Biomed Res Int 2020;2020:9309134.
45. Lee KS, Doh JW, Bae HG, Yun IG. Diagnostic criteria for the clinical syndrome of internal disc disruption: are they reliable? Br J Neurosurg 2003;17:19-23.
46. Carragee EJ, Tanner CM, Khurana S, et al. The rates of false-positive lumbar discography in select patients without low back symptoms. Spine (Phila Pa 1976) 2000;25:1373-80; discussion 81.
47. Mamisch N, Brumann M, Hodler J, et al. Radiologic criteria for the diagnosis of spinal stenosis: results of a Delphi survey. Radiology 2012;264:174-9.
48. Ishimoto Y, Yoshimura N, Muraki S, et al. Associations between radiographic lumbar spinal stenosis and clinical symptoms in the general population: the Wakayama Spine Study. Osteoarthritis Cartilage 2013;21:783-8.
49. Battie MC, Videman T, Gibbons LE, Fisher LD, Manninen H, Gill K. 1995 Volvo Award in clinical sciences. Determinants of lumbar disc degeneration. A study relating lifetime exposures and magnetic resonance imaging findings in identical twins. Spine 1995;20:2601-12.
50. Battie MC, Videman T, Kaprio J, et al. The Twin Spine Study: contributions to a changing view of disc degeneration. Spine J 2009;9:47-59.
51. Long CJ. The relationship between surgical outcome and MMPI profiles in chronic pain patients. J Clin Psychol 1981;37:744-9.
52. Mannion AF, Elfering A. Predictors of surgical outcome and their assessment. Eur Spine J 2006;15 Suppl 1:S93-108.

백년허리
1권 진단편: 내 허리 통증 해석하기

발행일
2021년 4월 15일 1판 1쇄
2024년 11월 22일 1판 13쇄

발행인: 김영미
저자: 정선근
편집: 김영미
디자인: 프랙티스
교정/교열: 박재역

ISBN 979-11-974373-0-4 03510
가격 18,500원

언탱글링
출판등록 2021년 4월 1일 (제2021-000040호)
출판번호 974373
03185 서울시 종로구 새문안로 2길 10
전화 (02) 723-2355 팩스 (02)3210-2840
이메일 artisan@artisanseoul.com
홈페이지 www.artisanseoul.com

이 책은 저작권법에 따라 보호를 받는 저작물이므로
무단전제와 무단복제를 금합니다.

잘못된 책은 구입하신 서점에서 바꾸어 드립니다.

관련 유튜브: 정선근 TV

언탱글링

언탱글링(Untangling)은 도서출판 아티잔(Artisan)의 건강 및 생명과학 분야의 임프린트입니다. 언탱글링의 사전적인 의미는 '(엉킨 것을) 풀다' 혹은 '난제(難題)를 해결하다'는 뜻입니다. 언탱글링은 전문가들도 혼란에 빠지기 쉬운 복잡하고 어려운 건강 및 생명과학의 문제를 대중에게 쉽게 풀어 설명하는 출판과 미디어의 역할을 하고자 합니다.